口腔修复学常用词汇
——歧义名词与定义分析

徐军 编著

人民卫生出版社
·北京·

前　言

1945年6月，38岁的邹海帆先生历时6年编译的《牙医学词汇》由华西大学牙学院出版。作者在序言中讲到，自学院成立后，"授课纯用英文，所采教本亦系原文，学者既感学理之艰深，复苦语言文字之隔膜"。为此他开始了为牙医学名词系统性翻译命名的工作。《牙医学词汇》一书中收录了7 000余条名词，其中就有新造汉字"牏"。该书出版的意义，正如林则先生的序中所言："……此词汇之完成，大能影响中国牙医学之进步"。尔后，又经过几代前辈的翻译与积累，才有了现在的词汇量。

任何一个专业，名词术语的命名都是重要的；释义，也同样重要。从古至今、无论中西，人们都希望看到命名正确的名词；更希望读到对这些名词简洁又饱含智慧的定义。但科学术语的定义与人们对事物的认知与实现的历程是同步的，都很艰难。

1956年，美国的The Academy of Denture Prosthetics，经过20多年的酝酿、3年的筹备后，在召集了2次大会、讨论了近1 000个术语后，组成了由大会选举出的16位当时德高望重的修复科医生组成的命名委员会，进一步研究了大会的讨论结果，然后委员会再推选出当时最著名的6位专家组成编委会，由Carl O. Boucher教授作主席，编写出了第1版GPT，尽可能详尽地将当时口腔修复学中每一个专有名词给出了代表专家们严谨研究后综合理解的定义（以后约每5年修订1次，现已出到第9版）。该词典也就成了口腔修复学名词术语定义的主要来源。

从事口腔修复的几十年间，从学习、不理解、勉强应用、再学习、逐渐理解到较为熟练地应用，在教学、研究、写作中，渐渐地，前辈们创造的口腔修复学知识体系在心中形成了一座庄严、隐形的教学殿堂，其最重要的就是名词术语与定义。教学过程中，经常需要思考与解释的内容就有哪个命名与定义更科学。现在口腔修复学中文词汇的命名与定义中存在的问题，并不比近一个世纪前少，其中，有多年不同翻译的原因、有多人的不同理解、多地的不同应用、有新词的大量出现，也有不少非审慎的造词，这使得教科书、参考书与临床应用中一词多名、多义、歧义的现象比比皆是。更主要的是，多年来在委员会中未形成纠错与协商共事机制。现今的知识生产方式，大多靠项目，由密集的人才和资金的大规模、跨领域、跨国界进行。但学科中，永远都会有依赖于思维而存在的内容。对名词命名的准确性，对定义尽可能贴近事物本质的探索，就是其中一项。这本小书得以完成，多亏了朋友们的大力支持。其中，潘洁、何非、江泳、马征、谭雍慧提供了写作需要的珍稀文献；中英文原名词定义采用了庄欣宇、李思雨、何慧莹、金文静、张媛、田震、高明收集的资料；吴宓勋、王琳、曹烨、葛春玲也有过不少帮助；何慧莹、牛晓姝、张燕、田震、高晶晶在文稿的整理排版编目中帮助很大。在此一并致以深深的谢意！

十几年来，在看似寂寥的路上寻觅术语的奥义，感觉也如同是浸泡在前辈们智慧的一条河里，在岸上观望，感受不到思想的深度，体会不到清澈的与闻达无关的欢乐。但以一己之力解析的词义、分析的专有用法，毕竟水平有限、错误难免，谨以此抛砖引玉，期待来者。

徐　军

2019 年 4 月 29 日

说　　明

1. 为方便读者查阅指正每个词条，正文中每个词条后均附有参考资料。

2. 为避免文字烦琐，词条后所附参考资料均以缩略形式标注，具体格式为：[缩写图书名＋缩写版次−P＋具体页码]。

（1）缩写图书名＋缩写版次

1）人民卫生出版社相关图书

教材：

第 1 版《口腔矫形学》，缩写为：人卫 1。

第 2 版至第 7 版《口腔修复学》，缩写为：人卫 2、人卫 3……人卫 7。

第 1 版、第 3 版《𬌗学》，缩写为：人卫𬌗学 1、人卫𬌗学 3。

第 5 版《口腔材料学》，缩写为：人卫口腔材料学 5。

第 7 版《口腔解剖生理学》，缩写为：人卫口腔解剖生理学 7。

第 4 版《牙体牙髓病学》，缩写为：人卫牙体牙髓病学 4。

第 3 版《儿童口腔医学》，缩写为：人卫儿童口腔医学 3。

参考书：

《口腔固定修复的临床设计》，缩写为：人卫口腔固定修复的临床设计。

《总义齿与可摘局部义齿的设计》，缩写为：人卫总义齿与可摘局部义齿的设计。

《总义齿学续》，缩写为：人卫总义齿学续。

2）北京大学医学出版社相关图书

教材：

第 1 版、第 2 版《口腔修复学》，缩写为：北医 1、北医 2。

第 2 版《牙体解剖与口腔生理学》，缩写为：北医牙体解剖与口腔生理学 2。

第 2 版《口腔正畸学》，缩写为：北医口腔正畸学 2。

第 1 版、第 2 版《牙体牙髓病学》，缩写为：北医牙体牙髓病学 1、北医牙体牙髓病学 2。

第 2 版《口腔材料学》，缩写为：北医口腔材料学 2。

3）*THE GLOSSARY OF PROSTHODONTIC TERMS*

第 1 版至第 9 版 *THE GLOSSARY OF PROSTHODONTIC TERMS*，缩写为：GPT1、GPT2、GPT3…GPT9。

（2）举例说明

参考资料是人民卫生出版社出版的第 2 版《口腔修复学》的第 180 页，则缩写为：[人卫 2–P180]。

3. 其他

人民卫生出版社出版，缩写为：人卫版。

北京大学医学出版社出版，缩写为：北医版。

目　　录

一、通用部分

二、固定义齿部分

三、可摘局部义齿部分

四、总义齿部分

一、通 用 部 分

1. 口腔修复学

Prosthetic dentistry/Prosthodontics

[曾用名] **义齿学**(1954年以前),**口腔矫形学**(1954—1992)

英文定义： Prosthodontics is the dental specialty pertaining to the diagnosis, treatment planning, rehabilitation, and maintenance of the oral function, comfort, appearance and health of patients with clinical conditions associated with missing or deficient teeth and/or maxillofacial tissues using biocompatible substitutes[GPT9-Pe73].

中文定义： 是应用符合生理的方法,采用人工装置修复口腔及颌面部各种缺损并恢复其相应生理功能,预防或治疗口颌系统疾病的一门临床科学[人卫7-P1]。

分 析：

（1） 名词: 在英文字典中, prosthe 来自希腊语, 意为: a putting to, 即: to attach or fix something to something else 之意, 与中文安上、镶上的意思非常接近。prosthesis, 复数 prostheses 在中文字典中的译名即为**假体**。odontic 也来自希腊语 odous 即 tooth 的意思。所以, 将 prosthodontics 译成"**镶牙术**"相对准确。但如果用镶牙术一词, 衍生时按中文的习惯, prosthodontist 就会译成"**镶牙匠**", 这也是一个历史上确实有过的名词。可以推测, 当中国第一代口腔医学教育家们创办牙科系时, 在学与术, 医生与匠人的名词选择上会偏爱哪个是显而易见的。尽管在有些口腔医院里, **镶牙科**一直叫到了20世纪80年代初, 但在学校里, 义齿学最早得到了应用, 并至今仍应用在固定义齿学、总义齿学、可摘局部义齿学及种植义齿学中。所以, 义齿学一词, 仍有其生命力。

矫形学之前有过**矫正学**, 矫正学是正畸学原来的名称, 从用词的选择上可看出先哲们的用意, "畸"是贬义词, 矫正学虽为矫畸为正之意, 但略去"畸"字不用是有道理的。矫形学本来是毛燮均教授给正畸学起的名称, 全称是**口腔生理矫形学**, 他给修复学起的名称是**修复牙医学**(中华医学杂志, 1949年第35卷, 第7期)。1954年, 在学习苏联的运动中, 北京医学院将牙体外科固定义齿修复部与义齿科及正畸科合并, 成立了**口腔矫形科**, 学科名也相应命名为口腔矫形学。1978年, 正畸科独立, 但1980年由人民卫生出版社出版的教材依然叫《口腔矫形学》。1992年出版第2版时,《口腔矫形学》改名为《口腔修复学》。

（2） 定义: 口腔修复学的定义一直在变。

第1版: 人卫版《口腔矫形学》第1版中无正式定义, 编写说明中的用语为: 牙颌缺损畸形及牙颌发育畸形的修复和矫治。

第2版：是研究口腔及颌面部各种畸形的病因、病理、症状、诊断、治疗和预防的一门临床医学科学和技术。

第3、第4版：是研究用符合生理的方法修复口腔及颌面部各种缺损的一门科学。

第5版：是用人工装置恢复各种缺失牙及其辅助组织和颌面部各种缺损并保持其相应的生理功能的一门临床医学科学。

第6版：是研究应用符合生理的方法，采用人工装置修复口腔及颌面部各种缺损并恢复其相应生理功能，预防或治疗口颌系统疾病的一门临床科学。

一个学科在发展了上百年、知识体系建立以后，学科应该有一个公众认可的较为明确的定义，该定义应简明、易记、好懂、含义准确、具有排他性。

口腔修复学，口腔两字做前缀可看作口腔医学的一部分、属于口腔医学范畴。

"修"，是修补、修理的简称，是泛称，什么东西坏了都需要修，这就需要定义来特指修什么，从学科的内容上看修牙体的缺损与畸形、修牙列的缺损、修牙列的缺失，虽然还有牙周病、TMD的修复治疗，但前三项确实是口腔修复科的绝大部分工作内容，颌面缺损的修复已另有了**颌面赝复学**这一名称，为了简明，牙体、牙列都可用"牙"一字代表，缺损也可解释为缺失＋损坏，就不用缺损、缺失两个词了。

"复"，是恢复、复建，恢复什么呢？恢复生理功能，是结果、是目的，但不直接准确、不具排他性，什么医学手段方法的目的不是为了恢复生理功能呢？恢复口腔的缺损？唇的缺损、舌的缺损、腭的缺损都属口腔范畴的缺损，要靠颌面外科；颌面部的各种缺损？颌面赝复体也有义鼻、义耳，又超出了口腔范畴。所以，复建牙缺损后丧失的局部或全部𬌗关系，才应是该学科独有的主要的内容。

用人工装置，是修复缺损不能移植再植时的必然方法，用生物相容性的人工装置、用符合生理的方法等定语，可有可无，这是置入人体内所有替代物的普遍要求，都可不出现在定义中。

修改定义：　口腔修复学是口腔医学中以修补牙的缺损、复建局部或全部丧失的𬌗关系为主要内容的一门临床学科。

2. 口腔修复医生

Prosthodontist(1917)

[同义词] **口腔修复学专科医生**

英文定义：（a）A specialist in prosthodontics.（b）A dentist who has successfully completed an advanced education program in prosthodontics that is accredited by the appropriate accrediting body[GPT9-Pe73]。

GPT译文：①口腔修复学的专家或专科医生；②一位成功完成了社会认可机构认定的口腔修复学高级教育项目的牙医。

中文定义：　无。

分　　析：　口腔修复医生与修复学家均无中文定义，既不是偶然的，也不是个别的，这与对教育、对学科、对教育家、对专家在体制上是否真正尊重有关。美国牙科学会（American Dental Association，ADA）在100年前就已命名prosthodontist，也就是在建立了第一个牙学院之后不到40年的时间内。社会尊重教育，也就会尊重从事教育的人，尊重学科自身的发展规律，自然也就会对相应的新学科及专家给予及时的命名与定义。

3. 修复学家

Prosthetist

英文定义：　A person involved in the construction of an artificial replacement for any part of the human body[GPT9-Pe72].

GPT译文：　致力于构建人体任何部位人工替代物的人。

中文定义：　无。

4. 修复体

Prosthesis

英文定义：　An artificial replacement of part of the human anatomy restoring form，function and esthetics[GPT9-Pe72].

中文定义：　用于修复口腔及颌面部缺损的、由人工制作的装置[人卫7-P1]。

分　　析：　人体任何缺损部位的人工替代物都称修复体或假体。按GPT9的e72表1，作为省略用语用在口腔医学中所指包括5种，即fixed complete denture，removable complete denture，fixed partial denture，removable partial denture，maxillofacial prosthesis，因修复颌面部缺损的修复体另译为专有名词——**赝复体**，因此，简称为修复体的**口腔修复体**就剩下前4种了，即固定总义齿、可摘总义齿、固定局部义齿及可摘局部义齿。按此表的分类，是把嵌体类、冠类排除在外的，也就是说，prosthesis，复数prostheses的含义中不包括修复了牙体缺损的修复体，当用种植修复一颗牙缺失的牙列缺损时，原来要做局部义齿的，现只做了一个冠，又该归入哪一种呢？这是该定义的模糊地带。

修改定义：　修补牙体的缺损、牙列的缺损或缺失，复建局部或全部丧失的𬌗关系的人造替代物。

5. 预后

Prognosis

英文定义：　A forecast as to the probable result of a disease or a course of therapy[GPT9-Pe72].

中文定义：

（1）　是对疾病发展可能的一种估计，受全身和局部因素的影响[人卫 7-P16]。

（2）　是对疾病发展可能的一种估计，受全身和局部因素的影响，也受非临床因素的影响[北医 2-P14]。

分　　析：　该词虽是一个医学专有名词，但一般现代汉语词典均有定义。定义中，如只讲疾病发展，哪是自然病程还是治疗过程呢？可能的结果如何理应也包括在其中。

修改定义：　对某种疾病发展过程或治疗过程和最后结果的预测。

6. 生物学宽度

Biologic width

英文定义：　The combined width of connective tissue and junctional epithelial attachment formed adjacent to a tooth and superior to the crestal bone[GPT9-Pe15]。

中文定义：　**上皮附着**与**结缔组织附着**一起称为生物学宽度[人卫 7-P35]。

分　　析：　该词是一个口腔修复学从牙周病学引用的词，直译字面上与原文无疑是对等的，这个词该不该用于口腔修复学？词本身有没有问题？

在修复学中，固定修复的龈缘设计有时需要达到（健康牙龈的）龈沟内，龈沟的底是**结合上皮**（junctional epithelium/junctional epithelial attachment）的上止点处，所有沟内肩台的设计、牙体制备、沟内修复体边缘的设计与制作、戴入、粘固等，其操作范围都在龈沟的上 1/2 内（约 0.5mm）而不应该到龈沟的下 1/2，结合上皮就不该被触碰到才对，更谈不到把全部结合上皮都撕裂后再损伤到其下方的结缔组织，那无异于伤害了。所以，"患牙预备形态的决定，冠修复体边缘的处理都必须避免伤害或破坏生物学宽度"[人卫 7-P35]，这句话应改为"患牙预备形态的决定，冠修复体边缘的处理都必须避免伤害或破坏结合上皮"。因为本应该在龈沟冠方的 0.5mm 内完成的操作，却要求不破坏龈沟底的根方 2~3mm 的正常组织，这不合逻辑。

结合上皮又名上皮附着、**上皮附丽**，口腔是一个有菌环境，结合上皮附着在牙表面，封闭了软硬组织的交界，以上皮屏障形成牙周防御机制的第一道关卡。正因为如此，不伤害结合上皮早已成为口腔修复学的经典要求之一。第 1 版《口腔矫形学》的第 182 页中描述到："为了不损伤上皮附丽，修复体边缘一般不宜伸入龈下。"第 2 版《口腔修复学》的第 58、第 61 页中描述到："龈组织的创伤以及上皮附着的破坏，意味着牙周膜的损伤，……修复体龈缘……不能接近龈沟底，约位于龈沟中间或中间稍下。"可见，原本口腔修复学中并无需要用到生物学宽度一词的地方。

按 GPT 的引文[Gargiulo AW, Wentz FM, Orban B.J Periodontol, 1961, 32（3）: 261-267]，似乎该词是 Gargiulo 医生最早提出的，但笔者通读原文后并没找到 biologic width 一词。

作者文章的题目是 *Dimensions and relations of the dentogingival junction in humans*。其 dentogingival junction 包括两部分，即 the connective tissue fibrous attachment 和 the epithelial attachment（结缔组织纤维附着与上皮附着）。Gargiulo 发现，随着牙 – 龈结合部位从牙釉质向牙骨质的迁徙，"上皮附着的根方距牙槽嵴的距离（结缔组织附着）总能保持恒定，为 1.07mm；而上皮附着的长度变化较大（越来越短，从 1.35mm → 1.10mm → 0.74mm → 0.71mm，笔者注）。"作者在文章中共使用了 21 次 dentogingival junction，而不是 biologic width。作者最后总结说："This study will permit a better understanding of the alterations which occur at the dentogingival junction following osseous surgery, and surgical exposure of the dentogingival junction.（这项研究将对在牙槽骨的手术与**牙 – 龈结合**处外科暴露后所发生的牙 – 龈结合的变化有更好地理解。）"

而 biologic width 一词本身太过泛泛，人体的什么不是生物的？什么距什么的距离不可以叫宽度呢？如瞳孔间距可不可以叫生物学宽度呢？

所以，生物学宽度一词无论中英文都是一个不严谨的非专有的名词，该词并不是原作者的用词与用意。如觉得本文直译的"牙 – 龈结合"不好，"龈牙结合、皮结附着、龈牙附着"中有没有达意的呢？还是由牙周病学专家们决定吧。

7. 牙体缺损

Tooth defect

英文定义： GPT 无。

中文定义：

（1） 是指牙体硬组织不同程度的外形和结构的破坏、缺损或发育畸形，造成牙体形态、咬合和邻接关系的异常，影响牙髓和牙周组织甚至全身的健康，对咀嚼、发音和美观也将产生不同程度的影响 [人卫 7–P27]。

（2） 是指由于各种原因引起的牙体硬组织不同程度的外形和结构的破坏和异常，表现为牙体失去了正常的生理解剖外形，造成正常牙体形态、咬合及邻接关系的破坏 [北医 2–P23]。

分　　析： 定义中包含一个疾病造成的影响必要性不大，影响肯定有，还会有直接的、间接的，甚至心理的，但不能都写进定义中。

修改定义： 是牙体硬组织外形结构的缺损或畸形。

8. 牙列缺损

Dentition defect

英文定义： GPT 无。

中文定义：

（1） 是指在上颌或下颌的牙列内有数目不等的牙缺失，同时仍余留不同数目的天然牙

[人卫 7-P148]。

（2）　是口腔常见的一种缺损畸形，它表现为牙列中的一部分牙齿丧失[人卫 2-P131]。

（3）　是指单颌或上下颌牙列中部分的自然牙的缺失[人卫 5-P137]。

分　析： 定义中如提上下颌就需按"中文定义（3）"才全面，可循常用口语衍生出"**上颌牙列缺损**"与"**下颌牙列缺损**"两词，而将定义简化。

修改定义： 是天然牙列中有部分牙的缺失（第三磨牙缺失除外）。

9. 牙列缺失

Edentulism

英文定义： Edentulism（1998）：The state of being edentulous；without natural teeth[GPT9-Pe34]。

中文定义：

（1）　牙列缺失是指整个牙弓上不存留任何天然牙或牙根，又称无牙颌（edentulous jaw）[人卫 7-P294]。

（2）　上颌、下颌或上下颌牙齿全部缺失者[人卫 2-P252]。

分　析： 第 6 版 GPT 还没有 edentulism 一词，1999 年出版的第 7 版 GPT 中第一次有了该词，但第 7、第 8、第 9 版 GPT 均未标明出处。

edentulism 的同名词是 anodontia，可译为牙列缺失或无牙症，与"牙体缺损 / 牙列缺损"一词的构词法相同[L. e（without）+ dens（tooth）]。牙列缺失与牙列缺损，是牙列存在与否、完整与否的病名。而无牙颌是颌骨，是先天的或后天的无牙的颌骨。两者不应是一个词，牙列缺失与**无牙**是同义词，但不应与无牙颌是同义词。

修改定义： 牙全部缺失者为牙列缺失；上颌牙全部缺失者为**上颌牙列缺失**；下颌牙全部缺失者为**下颌牙列缺失**。

10. 牙体预备

Tooth preparation

英文定义： （a）The process of removal of diseased and/or healthy enamel and dentin and cementum to shape a tooth to receive a restoration.（b）The resulting prepared tooth[GPT9-Pe87]。

中文定义：

（1）　牙体预备是修复牙体缺损的第一步，……为了获得修复体重建所需的位置空间。修复治疗前需要对牙体按一定的标准和要求预备[人卫 7-P34]。

（2）　牙体缺损的修复是一个有损伤的治疗过程，要使用高速涡轮机带动各种金刚砂车针或钨钢车针对牙体硬组织进行必要的磨除，即牙体预备（tooth preparing），将患牙预备成具有特定形态的**牙体预备体**（tooth preparation）[北医 2-P26]。

分　析：　牙列缺损活动义齿修复时也需要牙体预备,也称为牙体预备。

按"英文定义(6)",牙体预备体也用 tooth preparation,简称为**预备体**。狭义的预备体专指固定修复预备后的牙体。嵌体、部分冠和各类全冠,因磨除量大、外形明确而命名;而预备可摘局部义齿基牙时,𬌗支托可大可小、可深可浅,可根据𬌗关系的情况、牙解剖外形的情况,而不一定都做大做深,只要能满足支持与金属强度要求所需要的量即可,轴壁如观测线良好,预备量更少。因此,虽都是预备出来的牙体,但很少将后者也称为预备体。

修改定义：　为修复体的制作与戴入,通过磨除患病的或健康的牙体硬组织将牙制备成一定的外形的过程。

11. 印模

Impression

英文定义：　A negative likeness or copy in reverse of the surface of an object; an imprint of the teeth and adjacent structures for use in dentistry[GPT9-Pe47].

中文定义：

（1）　口腔印模是指口腔有关组织的阴模,反映了与修复有关的口腔软、硬组织的情况[人卫 7-P47]。

（2）　印模是物体的阴模,口腔印模是记录口腔各组织形态及关系的阴模[北医 2-P92]。

（3）　口腔印模是用于记录或重现口腔软硬组织外形以及关系的阴模[人卫 5-P126]。

分　析：　阴模,即复制出来的物体外形的凹形型腔。

12. 印模材料

Impression material

英文定义：　Any substance or combination of substances used for making an impression or negative reproduction[GPT9-Pe48].

中文定义：　制取口腔印模所用的材料[人卫口腔材料学 5-P126]。

13. 托盘 / 印模托盘

Impression tray

英文定义：　A device that is used to carry, confine, and control impression material while making an impression[GPT9-Pe48].

GPT 译文：　制取印模时用于承托并限制印模材料的器具。

中文定义：　无。

14. 模型

Dental cast

英文定义： A positive life-size reproduction of a part or parts of the oral cavity[GPT9-Pe29]。

中文定义： 是灌注模型材料石膏或人造石于印模内形成的物体原型[人卫7-P312]。

修改定义： 是灌注模型材料于口腔印模内形成的阳型。

15. 模型材料

Model material

英文定义： GPT 无。

中文定义： 是用来制作口腔软硬组织阳模或修复体模型的材料[人卫口腔材料学5-P141]。

16. 代型

Die

英文定义： The positive reproduction of the form of a prepared tooth in any suitable substance[GPT9-Pe32]。

中文定义： 是预备牙体的个别模型，蜡型就是在代型上完成的，因此要求代型十分准确[人卫2-P82]。

分　析： 按GPT的注释，die 一词很早就有了(14 世纪)。我国的前辈们将其译为代型，既是贴切的音译又是达意的意译！既不同于模型，经历了几十年的发展又一直能衍生应用。该词造得实在是妙！已成为口腔修复临床与技工工艺流程中必不可少的一个词语。

修改定义： 代型是将模型中的每个预备体牙位制作成的可精确拆卸与复位、可准确修整预备体边缘、方便蜡型制作与扫描的预备体个别模型。

17. 试戴

Try in/Trial placement

英文定义： The process of placing a trial denture in the patient's mouth for evaluation[GPT9-Pe89]。

中文定义：

（1）　烤瓷全冠的试戴，是指金属基底的试戴或烤瓷全冠上釉前的口内**试合**，是完成修复前的重要环节[人卫7-P91]。

（2）　全口义齿排牙、上蜡完成后，应让患者在口内试戴(the waxed-up denture at final try-in)。因为义齿还处在蜡型阶段，相对容易修改，若发现存在问题可即时修改或返工，以免造成全口义齿的最终失败[人卫7-P337]。

分　　析：　教材中出现了三个词——试戴、试合和初戴。试戴最早应用基底冠、桩冠和固定桥的试戴；初戴用于可摘局部义齿与总义齿的戴牙[人卫2-p244、p299]，需要试戴的也不仅金瓷冠的基底冠、桩冠和固定桥，嵌体、部分冠和各类全冠在粘固前都需要试戴。试戴合适后再粘固，又产生了试合一词。活动修复初戴也是试戴，刚完成的修复体第一天戴牙，初戴仅从时间上较达意，但又少了试的需要调改的含义在词中，如试就位、试固位、试邻接、试边缘和试咬合，可摘局部义齿总少不了这些，总义齿不需要试与牙的邻接一项，但要试稳定，再次试颌位对不对，试改正树脂材料的变形带来的就位不良等，试的内容也不少，然后才能戴走，弃试用初总有不妥，但总义齿试牙环节在先，一直用试戴一词，颌位关系、排牙都在此环节检验调改了。目前，固定类修复粘固前的试戴称试戴；可摘局部义齿完成前的支架试戴称**试架子**；总义齿完成前的试牙也称试戴。试合尚未普及，活动义齿的戴牙称初戴。

修改定义：　义齿在戴走之前的试验性戴入，用于检查调改各项要求的过程。

18. 下颌姿势位

Mandibular postural position(MPP)

[同义词]　**休息位，息止颌位**(rest position, physiologic rest position, vertical dimension of rest)

英文定义：

（A）　Postural position: Any mandibular relationship occurring during minimal muscle contraction[GPT9-Pe71].

（B）　Rest vertical dimension: The postural position of the mandible when an individual is resting comfortably in an upright position and the associated muscles are in a state of minimal contractual activity; *syn.*, physiologic rest position, vertical dimension of rest [GPT9-Pe77].

中文定义：

（1）　是在自然牙列存在时，当口腔不咀嚼、不吞咽、不说话时，下颌处于休息的静止状态，上下牙列自然分开，无𬌗接触，称为息止颌位；此时上下牙列间存在的间隙称为**息止𬌗间隙**(freeway space)。一般息止𬌗间隙平均值约2～3mm[人卫7-P321]。

（2）　息止颌位(rest position)，又称下颌姿势位(postural position)是当升颌肌群处于最小收缩，上下唇轻轻闭合，下颌处于休息的静止状态。下颌处于息止颌位时，上下牙列自然分开而无𬌗接触，上下牙列之间存在一个相对稳定的间隙称为息止𬌗间隙(interocclusal space or freeway space)，此间隙在前磨牙平均高度为2～3mm，因此，息止颌位时的垂直距离应比正中𬌗的咬合垂直距离高2～3mm[北医2-P271]。

（3）　当人直立或端坐，两眼平视前方，不咀嚼、不吞咽、不说话时，提颌肌群轻微收缩以对抗下颌骨所承受的重力，上下颌牙之间有一前大后小的楔状间隙，约2～

4mm，称为息止颌间隙（freeway space），此时下颌所处的位置称为下颌姿势位（mandibular postural position, MPP）[人卫殆学3-P27]。

（4）当人在站立或坐时头直立，在咀嚼肌微小电位与地心引力平衡情况下的上下颌骨关系（徐樱华.实用殆学.北京：科学技术文献出版社，2011：334）。

（5）当个体端坐、头直立位时，不咀嚼、不吞咽、不说话的时候，下颌处于休息状态，上下牙弓自然分开不接触，下颌所处的位置[北医牙体解剖与口腔生理学2-P163]。

分　析：英文名称较多，是同义词最多的名词之一，定义也多。息止颌位不是一个确切的颌位，但在咀嚼肌状态良好时是一个可以参照的颌位。上下颌牙无接触，自然与牙位无关；也与髁突位置无关；只与肌肉有关，是肌张力与重力平衡的结果。以"中文定义（3）"较好。

19. 适应性正中姿态

Adapted centric posture

[同义词]　**适应性姿势位**（徐樱华.实用殆学.北京：科学技术文献出版社，2011：35）

英文定义：　GPT 无。

中文定义：　无。

分　析：　"adapted centric posture"是 Dawson 医生于 1995 年提出的[JPD, 1995（75）：619-627]，适应性姿势位译自该词。该词应该如何翻译？译为"姿势位"明显与词意、定义均不符，从原文字面上，adapted 没什么歧义，"适应性"这个形容词是肯定要有的，但 centric posture 可不同于 postual position，即便直译，正中姿势与姿势位也不能画等号。该词的定义与下颌姿势位更没有关系，是 Dawson 在殆的分类中，相对于其正中关系的定义所提出的另一个定义。按其含义，是相对于理想的正中关系时的关节状态所描述的一种非理想的或次理想、可接受的正中关系时的关节状态。前者为囊内结构健康完整、双侧髁突完全回位、盘突复合体正确排齐。后者为"intracapsular structures have deformation but have adapted"，即"囊内结构有变形但已适应"，患者无不适，关节能负重，关节、殆无需治疗且两者仍是协调的。所以是仍属于正中关系的一种状态，一种犹在正中或犹可正中，但不理想、不健康可又无症状的正中关系。那么译成适应性正中关系似乎更达意，也符合中国人的思维习惯，但这不合 Dawson 的本意，在他的定义里，正中关系是有严格标准的（如上），除此之外皆非正中关系。那么，从定义内容上造词，正中二字应该保留，能够改动的也只有关系二字。作者用了"posture"一词，前已述及从字面上不能用姿势位，再者，其定义的也确实不是提颌肌群轻微收缩的状态，而是关节要能负重的状态。用"姿势"也不好，与"姿势位"仅一字之差。用"状态"又与作者的用词"posture"缺少了联系。比较之下选择了"姿态"一词，"posture"也是多义词，其含义中本也有 attitude 之意，这样，组成了"适应性正中姿态"一词，既不违作者的本意与用词，又有别于"正中关系"与"下颌姿势位"而专有，较符合专有名词的特点。

Dawson 列举的、可包括在适应性正中姿态概念里的囊内结构紊乱有以下几种：

Lateral pole disk derangements（外极盘紊乱）

Complete disk derangement with formation of a pseudo-disk（完全性盘紊乱加假盘形成）

Complete disk displacement with perforation（完全性盘移位加穿孔）

Other partial disk derangements and clicking（TMJs，其他部分性盘紊乱与关节弹响）

不难看出，当最大牙尖交错位分别与正中关系和适应性正中姿态协调时，虽在其𬌗的分类中同属 I 类，只是亚类之别，但正中关系与适应性正中姿态的区别还是很大的，后者在 TMD 的分类里已属于结构紊乱疾病与骨关节病了。所以，从这个角度理解 Dawson，也就会明白他坚决将其归为正中关系之外的原因了。

20. 颌位关系

Maxillomandibular relationship or jaw relation/Jaw position/Mandibular position

[同义词]　　**颌位**（maxillomandibular relationship）

英文定义：　（a）Maxillomandibular relationship：Any spatial relationship of the maxillae to the mandible.（b）Any one of the infinite relationships of the mandible to the maxillae[GPT9-Pe57]。

GPT 译文：　任一上颌对下颌的空间关系；下颌对上颌的无限关系中的任意一个。

中文定义：

（1）　颌位关系或称颌位泛指上下颌之间的相对位置关系。颌位关系通常包括垂直关系和水平关系两个内容[北医 2-P271]。

（2）　颌位是指下颌骨相对于上颌骨或者颅骨的位置关系[人卫𬌗学 3-P23]。

分　　析：　颌位/颌位关系是𬌗学与口腔修复学中最重要的名词之一，但也是被人们疏忽最多的名词，人卫版《口腔矫形学》第 1 版、《口腔修复学》第 2 版至第 7 版教材中，都把颌位与颌位关系混在一起了，能找到"颌位记录"的定义，而无"颌位"或"颌位关系"的分别定义。颌位，是失去后觉珍贵、失去容易再得难，大概其不好定义的原因。

无论是"确定颌位关系"还是"颌位记录"，都需要对"颌位/颌位关系"分别做出明确的定义，否则确定的究竟是什么？又记录的是什么呢？

中文定义"泛指"；英文定义的"任一"也是泛指，而当确定或记录时，需要的是确指或唯一。

颌位、颌位关系应该是同义词吗？在 GPT 里，既没有 mandible position、也没有 jaw position 一词，但却有 jaw malposition 一词，应译为：**错颌位**，定义为：any abnormal position of the mandible（译文为任何下颌的不正确位置）。那么，哪

是下颌的正确位置，可以命名为颌位（jaw position）呢？没有！

但"颌位"一词前边有定语的名词却很多，这就造成了一个问题——有众多的衍生名词而主词无定义。这些具体下颌位置的衍生名词有：牙尖交错（颌）位、最大牙尖交错（颌）位、正中𬌗（颌）位、正中关系（颌）位、下颌姿势（颌）位、前伸𬌗（颌）位、侧方𬌗（颌）位、后退接触位等，当字数超过 4 个字后有时就省略了中间的颌字，但词义并没有变。

"颌位关系"一词也存在问题，在 GPT 中，无论是 maxillomandibular relation，还是 maxillomandibular relationship，或是 jaw relation，这三个同义词都应该译为"**上下颌骨关系**"或"**颌骨关系**"才对，可以简称为"**颌关系**"，而不应把"位"字放入。颌关系是下颌骨在其运动范围内与上颌骨之间存在着的相对应的三维关系，是无数位置集合的统称，颌位是下颌骨某个具体的位置，只是其中之一。所以，"颌位"不应是"颌关系"的同义词。GPT 的定义也不清楚，既然是无限关系，然而又任一，究竟定义的是颌位还是颌关系？很容易使读者混淆。颌位，顾名思义应该就是"颌骨的位置"，上颌骨与颅骨不动，颌位就是下颌骨的位置（相对于上颌骨），具体在哪儿，就是哪个颌位。

再命名与修改定义：

颌位：下颌骨的位置，前边加定语构成具体某颌位的名称。

颌关系：上下颌骨关系或颌骨关系的简称，是下颌对上颌的三维空间关系，也是该空间关系中的所有颌位的统称。

21. 颌位关系记录

Maxillomandibular relationship record/ Jaw relation record

[同义词]　**颌位记录**

英文定义： A registration of any positional relationship of the mandible relative to the maxillae; these records may be made at any vertical, horizontal, or lateral orientation[GPT9-Pe56]。

GPT 译文： 下颌相对于上颌任何位置上的关系的一个记录，这些记录可在任何垂直、水平、或侧方方向上制取。

中文定义：

（1）　临床上，借助一种能代替患者上下牙位置的𬌗托，将患者的颌骨关系位置记录下来，称为颌位记录[人卫 1-P363]。

（2）　颌位关系记录：是指用𬌗托来确定并记录在患者面下 1/3 的适宜高度和两侧髁突在下颌关节凹生理后位时的上下颌位置关系[人卫 7-P319]。

分　析： 人卫版"口腔修复学"教材中关于总义齿的章节，第 1、第 2 版用的是"颌位记录"；第 3 版是"颌位关系的确定"；第 4、第 5 版是"颌位关系记录"；第 6 版是"颌位记录"；第 7 版是"颌位关系记录"。

"颌位关系的确定"，确定的是颌位还是颌关系？道理上应该是从颌关系中"确定一个颌位"；"颌位关系记录"，按 GPT 的定义，记录的也是颌关系中的某一个。那应该是"颌位记录"还是"颌关系记录"呢？还是两者合二为一叫"颌位关系记录"好呢？虽然 GPT 的名词应译为"颌关系记录"，但其定义却更合乎"颌位记录"的含义。对于无需记录即在、并可准确重复的颌位，如 ICP/MIP，可以明确地说是某个颌位；但对于需要从颌关系中寻找到的某个颌位，换不同人、在不同时间，不一定能准确重复时，就带来了概念上的模糊地带，这一问题在无牙颌修复时尤其突出，GPT 也未能明确此概念，名词是"颌关系记录"，定义又写成了"……位置上的关系的一个记录"。

"当牙列缺失后，没有了上下颌后牙的支持和牙尖锁结作用，正中𬌗位消失，上下颌之间只有颞下颌关节、肌肉和软组织连接，下颌位置不稳定，由于肌张力的作用，常导致面下 1/3 高度变短和下颌习惯性前伸，采用全口义齿修复已无法完全准确地恢复原天然牙列正中𬌗。此时水平方向唯一稳定、可重复的颌位是正中关系，最可靠的做法就是在适宜的垂直高度上，在正中关系位建立全口义齿的正中𬌗。因此，在制作全口义齿前，需要先取得无牙颌的颌位关系记录，即确定并记录垂直距离和正中关系。"[北医 2-P271]

可见，无论中外的定义，因为都模糊了颌位与颌关系的区别，这样不可能不影响颌位关系的确定与颌位关系记录两个术语，并进一步造成了颌位与颌关系不分。

但是无论怎样，记录下来的一定是某一位置的颌位，而不是整个颌关系，因此，确定颌位关系其原意应该是确定颌关系中的某一个位置或将颌关系中的某一位置确定下来，那么，确定颌位就应该是原颌位不正确了或不存在了需要重新确定时的准确用语，而不是确定颌位关系；颌位关系记录其原意应该是将确定好的颌关系中的某一个位置记录下来，那该名词应该称为颌位记录，而不是颌位关系记录。

再命名与修改定义：

确定颌位：当原颌位不正确或不存在时，出于诊断治疗的目的而对某一颌位进行的重新确定的过程。

颌位记录：下颌相对于上颌某一位置的记录。

22. 牙尖交错位

Intercuspal position(ICP)/ Maximal intercuspal position(MIP)

英文定义： The complete intercuspation of the opposing teeth independent of condylar position [GPT9-Pe56].

GPT 译文： 对𬌗牙完全交错时的位置、与髁突位置无关。

中文定义： 是指上下颌牙牙尖交错，达到最广泛、最紧密接触时下颌所处的位置，即牙尖交错𬌗时下颌骨相对于上颌骨或者颅骨的位置关系。该位置因牙尖交错𬌗而存在，又称为**牙位**（ tooth position ）或者**最大牙尖交错位**（ maximal intercuspal position, MIP ）[人卫𬌗学 3-P24]。

分　　析： 牙尖交错位是一个确切的颌位,之所以要求上下颌牙的尖窝交错要达到"最广泛、最紧密接触",是因为随着牙的磨耗,尖窝交错的锁结越来越差,前一点后一点左一点右一点都可咬合上,如不是非常细心,制取的𬌗记录有可能不准,临床上检查不出来。

中文定义中明确提到是牙(决定的颌骨)位,牙尖交错𬌗在哪儿牙尖交错位就在哪儿,即牙尖交错𬌗时的下颌骨位置。但没提到此位与髁突位置的有关还是无关,英文定义很明确,即与髁突位置无关。

23. 肌接触位 / 肌位

Muscular contact position(MCP)

英文定义： GPT 无。

中文定义：

（1）肌力闭合道的终点为肌接触位。正常情况下,肌力闭合道的终点与牙尖交错位一致,称为肌接触位与牙位一致,表明牙尖交错位与升颌肌群功能协调[人卫𬌗学3-P28]。

（2）也叫肌位,也可以说是头在直立位时,由姿势位牙轻咬时有第一个接触点时下颌的位置(徐樱华.实用𬌗学.北京:科学技术文献出版社,2011:33)。

分　　析： 升颌肌群功能异常时、𬌗关系异常时,肌位与牙位不一定是一致的,但正常情况下多为一致的,成人健康牙列不会突然发生两者不一致,多有医源性的原因,如做冠、拔智齿、正畸矫治后产生早接触,如牙的移位未能代偿,患者躲避早接触,时间久了形成肌肉记忆而会改变原肌力闭合道,"中文定义(2)"能否用于此种情况的诊断,要看病程时间长短。肌位在口腔修复中的主要用途是诊断与无牙颌修复确定颌位。

肌位与髁突位置无关,正常情况下,下颌骨在前后左右方向上的位置只与肌肉有关,垂直向终点在有牙列时是牙的𬌗面。

24. 后退接触位 / 韧带位 / 终末铰链位

Retruded contact position(RCP)

英文定义： That guided occlusal relationship occurring at the most retruded position of the condyles in the joint cavities. A position that may be more retruded than the centric relation position[GPT8-Pe69]。

GPT 译文： 引导下的𬌗关系,发生在髁突在关节窝的最后退位时。一个可能比正中关系位更后退的位置。

中文定义：

（1）从牙尖交错位开始,下颌还可再向后下移动少许(约1mm),后牙牙尖斜面保持部分接触而前牙不接触,同时髁突也受颞下颌韧带水平纤维的限制,不能再向后退,此时,下颌可以作单纯的铰链开口运动,具有可重复性。下颌的这个位置称为后退接触位,是下颌的生理性最后位[人卫口腔解剖生理学 7-P297]。

（2）　指下颌处在正中关系时,向上闭合达到最初的咬合接触时对应的下颌位置,此时的咬合接触关系称为正中关系𬌗[北医牙体解剖与口腔生理学 2-P162]。

分　析:　与韧带有关,与牙有关。"中文定义(1)"是从前上的牙尖交错位向后,在上颌最后磨牙远中尖的近中斜面引导下向下,到达颞下颌韧带水平纤维能被拉伸的极限处止。"中文定义(2)"是先进入正中关系,由下向上闭合达到𬌗接触止。中英文三个定义中,以"中文定义(1)"逻辑最好,与名词的关系最清楚,而且还给出了同名词(韧带位、终末铰链位)的来历。

25. 前伸𬌗颌位

Protrusion

英文定义:　A position of the mandible anterior to centric relation without lateral deviation[GPT9-Pe73]。

GPT 译文:　下颌在正中关系前方而无侧方偏离的位置。

中文定义:　是指下颌相对于上颌位于 ICP 前方的下颌位置。比较稳定的前伸𬌗颌位包括**对刃颌位**及**最大前伸颌位**[人卫口腔解剖生理学 7-P300]。

分　析:　名词中为什么要带"颌"字,"前伸𬌗位"难道不达意吗? 如果颌字不能省略? "牙尖交错位"为什么就省略了呢? 从发音上,"𬌗、颌"难分,放在一起更拗口。如为了表示有牙的接触,为何"最大前伸颌位"中又省略了"𬌗"字? 有牙列最大前伸颌位时有后牙接触,如叫"前伸𬌗位","最大前伸𬌗位"从前者衍生而来,只加了"最大"二字,简单明确并合乎逻辑。"对刃颌位"不如叫"对刃位",与"牙尖交错位"属并列名词,对刃与牙尖交错都是上下颌牙的接触状态,𬌗字也没必要了。

再命名与修改定义:

前伸𬌗位: 前伸𬌗时下颌骨的位置。

对刃位: 上下颌切牙切缘相对时下颌骨的位置,只与切牙有关。

最大前伸𬌗位: 指下颌前伸至最大前伸位并保持咬合接触时的颌位[人卫口腔解剖生理学 7-P300],与关节、肌肉有关(前伸程度上)与牙有关(上下方向上)。

26. 侧牙𬌗颌位

Lateral mandibular relation

英文定义:　The relationship of the mandible to the maxillae in a position to the left or right of the midsagittal plane[GPT9-Pe53]。

GPT 译文:　在正中矢状面左侧或右侧位置的上,下颌对上颌的关系。

中文定义:　下颌在保持一侧上、下颌牙接触的同时向该侧移动,运动过程中所有下颌的位置都称为侧𬌗颌位,具有重复性的侧𬌗颌位包括同名牙尖相对侧𬌗颌位和最大侧伸位 [人卫口腔解剖生理学 7-P300]。

分　析：　GPT 中该名词又是关系与位不分,第 5 版前叫 lateral protrusion 而不叫 lateral mandible relation。第 6 版开始用了一个 1646 年的古老定义——protrusion 才把两者分开了。1956 年出版的第 1 版中,定义 protrusion 则是一个包括前伸𬌗位与侧方𬌗位的内容,具体如下:

Protrusion: A position of the mandible forward or lateral to centric position (一个下颌相对于正中位向前或侧方的位置).

Porward P.: A forward position of the mandible.

Lateral P.: A position of the mandible to the right or left of centric position [GPT1-P26]。

然后将 protrusion 分为向前的和侧方的,那么 protrusion 该如何翻译呢? 伸出吗? 不管向前、向左或向右,其道理是无论向左向右,侧方𬌗都不是单纯的侧方运动,都有前伸的成分。

再命名与修改定义：

　　　侧方𬌗位：侧方𬌗时下颌骨的位置。

27.　美学

Esthetics /Aesthetics

英文定义：　*n.*(1798):(a)The branch of philosophy dealing with beauty.(b)In dentistry, the theory and philosophy that deal with beauty and the beautiful, especially with respect to the appearance of a dental restoration, as achieved through its form and/or color; those subjective and objective elements and principles underlying the beauty and attractiveness of an object, design, or principles[GPT9-Pe37]。

中文定义：　研究自然界、社会和艺术领域中美的一般规律和原则的科学。主要探讨美的本质、艺术和现实的关系,艺术创作的一般规律等(现代汉语词典.第 6 版.北京:商务印书馆,2012:884)。

分　析：　近年来,美学一词在口腔医学中被广泛地应用,越来越热,还产生了口腔医学美学、口腔种植美学、口腔修复美学、义齿美学、红白美学和微笑美学等。是口腔医学一下子产生了这许多分支呢? 还是美学一下子产生了这许多分支呢? 这些词有定义吗? 按科学规则来说,只有当理论内容与方法能构成一个学科的知识体系时才可称为"学"。口腔科医生不过是想办法恢复了或用人工替代材料制作出了正常解剖结构下正常组织之间的外形、颜色与质地,是对疾病造成的缺损的修复过程中对于健康美的追求而已,用了一些艺术的元素与技法,如线条、明暗、色彩、比例、对称、重复和对比等,在艺术作品创作过程中,这都是早已有的逻辑和一般序列中的东西，借鉴过来是没错的，但艺术专业对这些内容都不用"美学"一词，不认为这是美学，而只是把这些看作"形式"，为的是解释视觉秩序的结构原理。中央美术学院用的是"美术"而不是"美学"来命名学院的名字，是有其深刻含义的。

GPT 中标明形容词是 esthetic 不是 esthetics，esthetic 做名词用译名是"美感"；做形容词用译成"美的、美学的"。"英文定义（a）"写明是哲学的分支，在我国的学科分类里也是从属于哲学的二级学科。译为"美学"，有可能是朱光潜教授为翻译黑格尔的著作而用。原本译为"感性学"，本属于心理学的范畴，但心理学解决不了"何为美"的难题，便将其推给了哲学，大多数哲学家都对此主题感到为难，是德国哲学家 A. G. Baumgarten（1714—1762）第一次起了"esthetics"这样一个名字。著名哲学家 Will Durant 却认为"美学"是一个可怕的名词，美，是没有确定性的。哲学系有了美学，但哲学家们对什么是美还在争论而不愿称为"学"。

"英文定义（6）"中 philosophy 一词可不再是哲学的意思了，而是"基本原理、观点、方法"的意思。"英文定义（6）"的译文："在牙医学里，尤其就修复体凭借外形与/或颜色所获得的外观而言，关于美与美丽的理论与原理。"很显然，这不是对一个学科的定义。GPT 里还有 dental esthetics，定义为："The application of the principles of esthetics to the nature or artificial teeth and restorations. " 译文为："关于天然牙/人造牙与修复体的美学原理的应用。"如将 esthetics/dental esthetics 译为"口腔医学美学"就违背定义的原意了，译为**"美观牙齿修复术""口腔美容术"**更达意。

GPT 中还有 denture esthetics，也不应译成**"义齿美学"**，定义为："The effect produced by a dental prosthesis that affects the beauty and attractiveness of the person." 译文为："一个牙科修复体所造成的影响一个人的美与吸引力的效果。"将 denture esthetics 译为**"义齿美容效果"**最接近原定义。

可见，在哲学范畴内 esthetics 应译为美学，而在口腔医学中将 esthetics 译为美学是不准确的，译"大"了，原文的定义仅是关于美的一小部分原理在口腔医学中的应用，应用之后产生了一些美观效果。**"牙科之美""义齿之美""红白美感""口腔种植美观设计"**等，都比**"口腔医学美学""红白美学""口腔种植美学"**更接近原词的定义。宏大叙事不适用于专业词，遣词造句唯准确为要，译词用语以信达求雅，大话空话也是假话。

28. 髁道

Condylar path

英文定义： That path traveled by the mandibular condyle in the temporomandibular joint during various mandibular movements［GPT9-Pe24］.

GPT 译文： 下颌运动过程中，下颌髁突在颞下颌关节内运动的路径。

中文定义：

（1）　是指下颌在咀嚼运动过程中，髁突在关节凹内运动的道路[人卫7-P327]。

（2）　是指下颌运动过程中，髁突在关节凹内运动的路径[北医牙体解剖与口腔生理学2-P279]。

分　　析：　下颌运动形式多种多样，不仅局限于咀嚼运动，建议用"中文定义（2）"。

29.　前伸髁道

Protrusive condyle path

英文定义：　The path the condyle travels when the mandible is moved forward from its initial position[GPT9-Pe73].

GPT译文：　当下颌从起始位做前伸运动时，髁突的运动路径。

中文定义：　是下颌在做前伸运动时髁突在关节凹内向前下方运动的道路[人卫7-P327][北医2-P279]。

分　　析：　GPT的定义中强调了起始位，中文定义强调了髁突在关节凹内的运动（矢状面上）是向前下方的。不考虑矢状面、水平面，冠状面的话，GPT的定义更宽泛一些，因为在水平面的投影，髁突运动是向前的；而在冠状面的投影，髁突运动是向下的，建议用GPT的定义。

30.　非工作侧髁道 / 侧方髁道

Nonworking side condyle path/ Lateral condylar path

英文定义：

（A）　Nonworking side condyle path: The path the condyle traverses on the nonworking-side when the mandible moves in a lateral excursion, which may be viewed in the three reference planes of the body[GPT9-Pe61].

（B）　Lateral condylar path: The path of movement of the nonworking condyle-disc assembly in the joint cavity when a lateral mandibular movement is made[GPT9-Pe53].

（C）　Lateral condylar path: The path of movement of the condyle-disk assembly in the joint cavity when a lateral mandibular movement is made[GPT8-P48].

中文定义：　是下颌在做侧方运动时非工作侧髁突向前向内向下的运动路径称为侧方髁道[北医2-P279]。

分　　析：　中文定义将非工作侧髁道命名为侧方髁道不合逻辑。侧方运动时，工作侧髁突也在运动，按髁道的定义也应该有髁道，称**工作侧髁道**（working-side condylar path）[GPT9-Pe92]，但工作侧髁突的运动与下颌的整体运动方向相同，运动幅度较小，而且多是向关节窝后外的方向运动，所以该运动与前伸髁道无关，与下颌的侧方移动方向与移动量有关,该髁道在不同人之间有向前的、向后的、向上的,还有向下的。人们关注的是工作侧髁突的移动幅度、范围和方向,虽然不会强调髁道斜度如何,但工作侧也是有运动路径的,因而工作侧髁道的名词与定义也是应该有的。非工作侧髁突的运动相比工作侧髁突的运动不仅幅度大、斜度大,还与前伸髁道有关,水平面上一定是在前伸髁道轨迹的内侧形成 Bennett 角、矢状面上在前伸髁道轨迹的下方形成 Fisher 角,不同人之间有规律性,都是向前、向内、向下的运动,所以,非工作侧髁道受到更多人们的重视。但从逻辑上,非工作侧髁道和工作侧髁道都属于侧方髁道才对。GPT 的前两个定义是非工作侧髁道的,第三个是侧方髁道的。

定义可用 GPT 译文:

侧方髁道:

The path of movement of the condyle-disk assembly in the joint cavity when a lateral mandibular movement is made[GPT8-48].

GPT 译文:

当下颌做侧方运动时,盘突复合体在关节窝内的运动路径。

非工作侧髁道:

The path of movement of the nonworking condyle-disc assembly in the joint cavity when a lateral mandibular movement is made[GPT9-e53].

GPT 译文:

当下颌做侧方运动时,非工作侧盘突复合体在关节窝内的运动路径。

工作侧髁道:

The path the condyle travels on the working-side when the mandible moves in laterotrusion[GPT9-Pe92].

GPT 译文:

当下颌运动投影在水平面时,工作侧髁突运动的路径(如为与非工作侧髁道的定义呼应,可将其修改为: 当下颌做侧方运动时,工作侧髁突的运动路径)。

31. 髁道斜度

Inclination of condylar path

英文定义:

（A）　Condylar inclination: The direction of the lateral condyle path[GPT-P4, GPT8-P26]. The direction of the condylar path[GPT-P4, GPT9-Pe24].

GPT 译文:

侧方髁道斜度。

（B）　Condylar inclination: The angle at which the condyle descends along the articular eminence in the sagittal plane(Jeffrey PO. Management of temporomandibular disorders and occlusion.7th ed.Elsevier：2013：434）.

GPT 译文：

在矢状面上髁突向下沿关节结节运动所形成的角度。

（C）　Condylar guidance angle：The angle at which the condyle moves away from a horizontal reference plane（Jeffrey PO.Management of temporomandibular disorders and occlusion.7th ed.Elsevier：2013：86）.

GPT 译文：

髁突运动与水平面所形成的夹角。

中文定义：

（1）　髁道与眶耳平面的夹角[人卫 7-P327]。

（2）　下颌在前伸咬合运动过程中，髁突在关节窝内的运动轨迹与眶耳平面所成的角度[人卫口腔解剖生理学 7-P302]。

分　析：　GPT8 将其定义为侧方髁道斜度，标明是 GPT4 的定义，但 GPT9 虽也标明是 GPT4 的定义，却少了 "lateral" 一词，就不是侧方髁道斜度而是髁道斜度了。中文则定义为髁道与眶耳平面的夹角。髁道斜度实际上包含前伸髁道斜度与侧方髁道斜度两个概念。眶耳平面是骨性平面，易于测量定位，因而常用作标准平面。如果测量髁道斜度时用的是水平面，则定义为水平面也无可厚非。定义髁道斜度其意义是提高在𬌗架上模拟下颌非铰链运动时的准确性和可重复性，并不一定要求是某一特定平面。

修改定义：　下颌运动时，髁突在关节窝内的运动路径与某一平面的夹角。

32. 前伸髁道斜度

Protrusive condylar inclination

英文定义：　The angle formed by the path of the moving condyles within the sagittal plane compared with the horizontal plane（anterior-posterior movement）；*syn.*, sagittal condylar inclination[GPT9-Pe73]。

GPT 译文：　髁突在矢状面的运动路径与水平面所形成的角度。

中文定义：

（1）　是前伸髁道与眶耳平面的夹角[北医 2-P279]。

（2）　前伸髁道与水平基准面的交角[人卫𬌗学 3-P94]。

分　析：　GPT 从第 1 版至第 8 版都没给前伸髁道斜度下定义。目前教材中定义为髁道与眶耳平面的夹角；而在一些文献中，还曾定义为髁道和鼻翼耳屏线参考平面的夹角，人卫版《口腔修复学》第 2 版中将前伸髁道斜度定义为下颌做前伸运动时，髁道与鼻翼耳屏线的夹角；而第 3 版至第 7 版改为下颌做前伸运动时，髁道与眶耳平面的夹角。鼻翼耳屏线与眶耳平面的交角约 15°，这个差异只是人体实测值的差异，与上𬌗架后在𬌗架上利用前伸𬌗记录调整出的前伸髁导斜度并没有关系,因此前伸髁道斜度是与哪个平面的夹角应该都没有问题。

第 1 版 GPT 有髁导斜度(condylar guidance inclination)的定义,而无髁道斜度(condylar path inclination)的定义;有侧方髁道(lateral condyle path)与侧方髁道斜度(lateral condylar inclination 的定义,而无前伸髁道与前伸髁道斜度的命名与定义。第 5 版 GPT 有了前伸髁道的命名(protrusive condyle path)与定义。直到第 9 版 GPT 才有了前伸髁道斜度的定义。虽然从道理上,有前伸髁道就应该有前伸髁道斜度,但编写 GPT 的前辈们不定义该词肯定不是疏忽而是有意为之。前牙的切割运动需要下颌的前伸,但下颌从姿势位或 ICP 要先开口向下运动之后,才能前伸。除了结节后斜面的斜度、关节窝与髁突顶面的匹配等骨性因素外;前伸时食物的大小、性状所需要的不同的下颌运动肌群的收缩牵引;切牙的覆𬌗、覆盖等𬌗接触的情况;关节盘、关节囊与韧带的性状等都对下颌的前伸有影响,而且髁道斜度的确定并不像眶耳平面那样明确,以上诸多因素都会影响髁道斜度的大小,所以这不是一个需要明确强调的与功能有直接相关性的斜度,其定义自然也就被省略了几十年。

33. 侧方髁道斜度

Lateral condylar inclination

英文定义: The angle formed by the path of the moving condyle within the horizontal plane compared with the median plane and within the frontal plane when compared with the horizontal plane[GPT9-Pe53]。

GPT 译文: 运动髁突的路径在水平面与中间面、在前额面与水平面比较所形成的角度。

中文定义: 是指下颌做侧方运动时,非工作侧髁突向前内方运动,与正中矢状面形成的夹角[人卫 7-P328]。

分　析: 前已述及,侧方髁道实际包含了工作侧髁道与非工作侧髁道,同理,侧方髁道斜度也应该包含工作侧髁道斜度与非工作侧髁道斜度,但对工作侧髁道斜度,不仅中文教材没给出定义,GPT 也是没有定义的。GPT 从第 1 版(the direction of the lateral condyle path)[GPT1-P20]至第 9 版,对侧方髁道斜度的定义都是宽泛的。工作侧髁道斜度不好定义的原因是工作侧髁道的不规律性造成的。直到 1994 年,第 6 版 GPT 中才有了描述工作侧髁突运动四个方向的名词——向外向下(laterodetrusion)、向外向后(lateroretrusion)、向外向上(laterosurtrusion)和向外向前(lateroprotrusion)。命名况且如此,定义就更难准确了,从几何学上,用哪一个平面观察与至少另外两个方向的路径的交角都不合适。在这种情况下,第 1 版 GPT 中宽泛的定义对概念的包容度很大是有道理的,也可不定义。中文这个定义是有的,与非工作侧侧方髁道斜度相似。

34. 非工作侧侧方髁道斜度 /Bennett 角

Bennett angle

英文定义： Eponym for the angle formed between the sagittal plane and the average path of the advancing nonworking-side condyle as viewed in the horizontal plane during lateral mandibular movements[GPT4-P73]; *orig.*, Sir Norman Godfrey Bennett, dental surgeon, United Kingdom, 1870–1947[GPT9-Pe15].

GPT 译文： 下颌侧方运动时，从水平面观非工作侧髁突向前运动的一般路径与矢状面的交角，以发现者的名字命名为 Bennett 角。Norman Godfrey Bennett 爵士，英国牙科医生（1870—1947）。

中文定义： 下颌在侧方运动时，非工作侧髁点轨迹与矢状面之间的夹角[人卫骀学 3-P93]。

分　析： 这是髁道斜度中最重要的一个名词，GPT 第 1 版到第 9 版对 Bennett 角的定义几乎是一样的，但第 4 版在 path 前加了 average 一词，到第 5 版又取消了，第 6 版又用了第 4 版的定义，之后，average 一词再也没少过。其原因可能是 Bennett 角的测定方法不同，从 Guichet 将 Bennett 运动的初始段，即非工作侧髁突最初前伸 4mm 范围内按其侧移速率分为 5 型之后，对渐进侧移（ progressive side shift ）来说，Bennett 角很好测定，但对其他侧移类型尤其对迅即侧移（ immediate side shift ）来说，如按 Guichet 的算法，要到侧移后期即下颌侧移的缓慢侧移段再测量与矢状面的交角，就会小于从起始点（ CRP 点 ）开始测量的角度，average 如译为平均，就有一个如何平均的问题？按几何平均？还是不同型之间平均？但这种差别在临床上的意义不大，average 也有一般的意思，故而译之。

修改定义： 下颌在侧方运动时，非工作侧髁点在水平面的轨迹与矢状面之间的夹角。

35. 髁导

Condylar guidance

英文定义： *vt.*: Mandibular guidance generated by the condyle and articular disc traversing the contour of the articular eminence[GPT9-Pe24].

n.: The mechanical form located in the posterior region of an articulator that controls movement of its mobile member[GPT9-Pe24].

GPT 译文： 动词，是髁突和关节盘沿关节结节外形运动而产生的下颌导向。

名词，是位于骀架上颌体后部区域用于控制其下颌体运动的机械结构。

中文定义： 是指骀架上髁球的运动轨迹[北医 2-P279]。

分　析： 髁道（condylar path）是关节的，髁导（condylar guidance）是骀架上的；切道是切牙的，切导是切导盘上的。但英文定义用词显然不是如此严格，切道与切导都用的 incisal guidance。GPT 的两个定义：一个是动词，指的是人体下颌运动的状态；另一个是名词，指的是𬌗架上的机械形态。北医版教材中的中文定义相对来说更简单明确，是直接将髁道定义中的名词术语相对应地转换为𬌗架上的名词后形成的定义。

36. 髁导斜度

Condylar guide inclination

英文定义： The angle formed by the inclination of a condylar guide control surface of an articulator and a specified reference plane[GPT9-Pe24]．

GPT 译文： 是𬌗架上髁导的控制面与某一特定参考平面间的倾斜角度。

中文定义：

（1）　是髁槽与水平面的夹角[北医 2-P279]。

（2）　人体上的前伸髁道斜度转移到𬌗架上，称为前伸髁导斜度[人卫 7-P327]。

分　析： 中文定义里只有前伸髁导斜度而无髁导斜度。"中文定义（1）"与 GPT 的定义接近，只是将特定参考平面指定为水平面；而"中文定义（2）"则较容易造成混淆，髁导包括前伸髁导与侧方髁导，不能仅定义为前伸髁导。

37. 侧方髁导斜度

Inclination of laterotrusive condylar guidance

英文定义： GPT 无。

中文定义：

（1）　是指下颌做侧方运动时，非工作侧髁突向前内方运动与正中矢状面形成的夹角，将其转移到𬌗架上，则是调节侧柱与正中矢状面的夹角[人卫 7-P328]。

（2）　是髁槽与矢状面的夹角。可以用侧方𬌗记录的方法测得，也可以用 Hanau 公式计算得出，公式为：侧方髁导斜度（L）＝前伸髁导斜度（H）/8+12[北医 2-P279、P280]。

分　析： GPT 中髁导斜度的定义是𬌗架上髁槽的控制面与某一特定参考平面间的倾斜角度。但 GPT 无侧方髁导斜度的定义，"中文定义（1）"前半句与 Bennett 角的定义相同。相比之下"中文定义（2）"较为明确与简练。

38. 髁突铰链轴

Transverse horizontal axis/Hinge axis/Hinge axis of the mandible/Horizontal axis of the mandible/Condylar axis/Mandibular axis/Arbitrary hinge axis/Opening axis/Terminal hinge axis

[**关联词**]　**铰链运动**（hinge movement），**铰链轴点**（hinge axis point/ posterior reference point）

英文定义：

（A） Transverse horizontal axis: An imaginary line around which the mandible may rotate within the sagittal plane[GPT9-Pe88].

（B） Hinge axis/Condylar axis/mandibular axis: An imaginary line through two mandibular condyles around which the mandible rotates without translatory movement（Illustrated Dictionary of Dentistry, 1982: 89）.

中文定义：

（1） 髁突铰链轴（hinge axis）是一条假想的穿过两侧髁突的横向轴线。铰链轴在双侧髁突外侧皮肤的投射点为铰链轴点[人卫殆学3-P88]。

（2） 以髁突中心点代表铰链轴[人卫口腔解剖生理学7-P308]。

（3） 水平轴转动发生在张闭口运动，即铰链运动，其轴称铰链轴。当髁突在关节窝最上位，其转动轴叫终末铰链轴（terminal hinge axis）（徐樱华.实用殆学.北京：科学技术文献出版社，2011：111）。

（4） 小开口运动，又称为铰链运动。下颌在小范围内（0~10mm）开闭口运动（铰链运动）时，髁突位于关节窝前上位[人卫殆学3-P88]。

（5） 髁突在关节盘下做前后方向的单纯转动运动，又称铰链运动（hinge movement）。从后退接触位开始的开口运动，其髁突的运动即为此类铰链运动。这种运动可以一直持续到切牙处的张口度达到约18~25mm时[人卫口腔解剖生理学7-P118]。

（6） ……铰链轴运动，髁突在最后、最上、最中位，即下颌的终末铰链位，只有转动而无滑动。因此终末铰链轴是下颌唯一可重复的铰链轴，亦即水平轴（徐樱华.实用殆学.北京：科学技术文献出版社，2011：112）。

分　析： 铰链运动、铰链轴本来都是工科的普通名词。口腔医学领域研究下颌的铰链运动是从用解剖学研究方法（Monro，1773）开始的，100多年后，又通过X线方法、20世纪中产生的描记仪方法，以及当代结合计算机的分析方法等，人们为了了解下颌运动的规律进行了大量的研究测量。这些中英文定义，就是对铰链运动与铰链轴的部分研究结果。

铰链运动：下颌在小范围的开闭口运动、髁突只转动不滑动，GPT将其限定为下颌在矢状面转动时。

铰链轴：GPT定义为一条假想轴线；"中文定义（1）"中铰链轴穿过两侧髁突，"中文定义（2）"中髁突中心点（两侧髁突中心点连线）代表铰链轴。

髁突位置："中文定义（3）~（6）"中，铰链运动时的髁突有最后位、前上位、最上位三个不同的位置。

这表明对铰链运动时髁突位置的认识分歧较大，对铰链轴的位置也无定论。

下颌运动因其复杂的三维方向性与人体唯一双侧关节同步、联动的特征带来的研究难度，人们不得不将其分解为：

关节转动——水平轴的、垂直轴的、矢状轴的。

关节滑动——水平面的、矢状面的、三维的。

切牙点——矢状面边缘运动、功能运动；水平面边缘运动、功能运动；冠状面边缘运动、功能运动；三维边缘运动、功能运动。

磨牙点——三维边缘运动、咀嚼运动。

对铰链运动、铰链轴的研究属于颞下颌关节围绕水平轴转动的一小部分内容，铰链轴点即在矢状面上的投影点延伸到皮肤表面。

最早得到临床应用的应该是任意铰链轴（Gysi，1910），任意铰链轴点的定位是应用解剖学知识＋触诊＋临床观察，在皮肤表面的主观判断结果。[Then the arbitrary points as described by Gysi and by Beyron were located by facial landmarks(Gysi A.The problem of articulation. Dental Cosmos, 1910, 52：1).]头影测量学应用于口腔医学领域是在 1931 年，而且是首先应用在正畸上（Broadbent BH. A new x-ray technique and its application to orthodontia. Angle Orthod, 1931, 1：45-66 ）。可以推理出，经验铰链轴不是靠 X 线方法获得的。

虽然通过可调节面弓／运动面弓找出铰链轴点的做法很早就开始尝试了（Hayes，1880；Walker，1890；Gysi，1908；McCollum，1921），将测出的两侧铰链轴点相连为铰链轴（真正铰链轴／测量铰链轴／描记铰链轴），但铰链轴点的机械描记法在20 世纪 50 年代以前并未成熟。

对铰链运动、铰链轴的研究，与面弓、𬌗架的研究及使用密切关联。使𬌗架尽可能逼真地模拟下颌运动，才能制作出与下颌运动相协调的修复体𬌗面，面弓所记录、转移至𬌗架的铰链轴位置，以及与牙列的准确关系，因此自然会受到当时人们的重视。

经验铰链轴的研究与应用，促进了铰链轴的描记与测量的进步，对后者大量的实验结果形成了两种观点：一是坚决否定应用了几十年的经验铰链轴；二是虽然也认识到经验铰链轴的误差较大，但认为还可用，其误差对修复体造成的影响很小。

第一种观点可以 McCollum 的观点为代表：

B. B. McCollum：Our experiments showed conclusively that there are no external anatomic landmarks that would indicate the position of the opening axis and that this position could not be found by palpating the joint or by measuring a distance in any direction from the tip of the tragus. The hinge axis must be determined instrumentally or experimentall[JPD, 1960, 10(3): 430].

译文：我们的实验不容置疑地表明，根本没有什么外部的解剖标志来标示开口铰链轴的位置，该位置也不可能通过触诊关节或从耳屏的一个端点向任何方向测量距离来发现。铰链轴必须通过器械或实验来确定。

第二种观点以 Schallhorn 等人的观点为代表:

R. G. Schallhorn: One can feel justified in using the arbitrary axis for face-bow mountings on a semi-adjustable articulator since, in over 95 per cent of the subjects with normal jaw relationships, the kinematic center lies within a radius of 5mm. from the arbitrary center, which is considered by Arstad and others(Arstadt, 1954; Schuyler, 1953; Schlosser, 1953; Beyron, 1942)to be within the limits of negligible error[JPD, 1959, 9(3): 411].

译文:用经验铰链轴做面弓转移上半可调𬌗架是合理的,因为对于颌位关系正常的人,超过 95% 的铰链轴位于以经验铰链轴 5mm 为半径的范围内, Arstad 与其他人认为这在可忽略不计的误差范围内(在该文中, arbitrary center 是 arbitrary hinge axis 的同义词, kinematic center 是运动面弓测出的 center of rotation 即 hinge axis 的同义词)。

在铰链轴的寻找与髁突轨迹的描记研究中,对髁突是否存在单纯铰链运动的疑问一直存在, McCollum(1960)曾提到,在伦敦图书馆里有 Balkwell(1824)写的文章,那时他就提醒人们注意该关节的滑动运动。从 Kurth(1951)、Borgh 和 Posselt(1958)、Beck(1959)等人的文章中,都提到了轴点定点的重复性很困难,轴点好不容易定好点后,切点并不同步地做旋转运动。随后几十年的研究,人们逐渐意识到,正常咀嚼功能中下颌很少出现铰链运动,转动都会伴有滑动。但是,从其用来标示与上颌牙弓的关系以方便上𬌗架的实用意义来说,铰链轴点、铰链轴作为两个参考点或一个参考平面的后轴,有参考总比没参考好。因而,经验铰链轴继续应用;因固定面弓方便,可将经验铰链轴延伸至外耳道。有聪明的设计者在相应的面弓与配套𬌗架的设计上做了距髁轴向后下 10 ~ 12mm 的补偿值。运动面弓,还有一些品牌保留了机械测定法;但目前国内仅有的都改成了模拟合成的做法,不再测定铰链轴了。

铰链运动怎么定义更确切呢?

铰链运动:小幅度开闭口、下颌沿矢状面转动、髁突只转动不滑动。符合此三条限定的只能是后边缘运动时的小开口。从 Posselt 图不难看出,切点的运动轨迹在边缘运动时有三处而不是一处是弧线,分别为后上开口轨迹、后下开口轨迹和前伸开口轨迹。从原理上来说,轴心只转动时才会产生围绕转动中心的不同半径的弧线,中心在什么位置,切点到中心的距离即为该转动的旋转半径。如定义髁突铰链运动,那只有后上开口轨迹是以髁突某处为轴心,并满足上述三条限定。后下开口与前伸开口轨迹只满足其中一条限定,切点处运动轨迹仍是弧线,但髁突先要滑动至关节结节下方,而后的开口是以下颌升支的蝶下颌韧带附着处还是什么部位为轴心,则要看骨与关节及周围组织结构如何互相制约与影响来完成转动运动,而且因其铰链轴与铰链运动的临床意义不大,故一谈到铰链运动、铰链轴的含义即是髁突铰链轴的铰链运动与其水平轴。从 ICP 开口的运动不论多大多小的幅度，之所以都不是铰链运动，皆因其轨迹明显是滑动加转动的特征。

后上开口轨迹是髁突从后退接触位开始转动时切点描记的轨迹，此时髁突需稳定在后上位，切点的描记才会成弧线。那么，还会有髁突在前上位或最上位的铰链运动吗？"中文定义（4）"的前上位理论，文献中未见此位时切点描记为弧线的研究支持。"中文定义（6）"的髁突最后、最上、最中，意指最后退接触位时髁突位置，再往上就不是最后了，是最后位的最上，最中是左右居中之意。

铰链轴只能是一个假想轴，没有任何解剖特征可以定位。至于是不是穿过两侧髁突、髁突中心点能不能相连成轴，目前都没有研究支持。

修改定义：　上述 8 个中英文定义总结如下：

铰链运动：是髁突在关节盘下做的单纯转动运动，也是从后退接触位开始的下颌沿矢状面的小开闭口运动。

铰链轴点：铰链轴在双侧髁突外侧皮肤上的投射点。

髁突铰链轴：是铰链运动时的一条假想的横向轴线。

39. 𬌗架

Articulator

英文定义：

（A）　A mechanical instrument that represents the temporomandibular joints and jaws, to which maxillary and mandibular casts may be attached to simulate some or all mandibular movements[GPT9-Pe12].

（B）　A device for effecting a jointlike union（ Jablonski S, Illustrated dictionary of dentistry. Philadelphia：W.B.Saunders Company, 1982：77 ）.

中文定义：

（1）　是一种固定上𬌗托和模型的仪器，它具备与人体咀嚼器官相当的部件和关节，能在一定程度上模拟下颌的运动[人卫 7-P325]。

（2）　是一个模拟人体上下颌和颞下颌关节结构的机械装置，可以在一定程度上模拟下颌的功能运动。𬌗架通常是由固定上下颌模型的上、下颌体，以及连接上下颌体的关节结构所构成[北医 2-P276]。

（3）　是一种模拟人体咀嚼器官结构和功能的机械装置[人卫𬌗学 3-P100、P101]。

（4）　是一种用来在体外模拟上下颌牙列模型的咬合状况，并模拟部分或全部颞下颌关节运动的机械装置（ 徐樱华.实用𬌗学.北京.科学技术文献出版社, 2011：316 ）。

（5）　是模拟颞下颌关节运动的一种装置，利用该装置定位牙模可复制或模拟下颌的各种位置及运动（ 郑麟蕃.英汉口腔医学词典.北京：北京大学医学出版社, 2011：73 ）。

分　析： 200 多年前口腔科医生就在思考如何将上下颌石膏模型在口外固定，以模拟口内牙齿的咬合状态。1756 年 Philip Pfaff 发明了最早的𬌗架雏形——"石膏𬌗架"（plasterarticulator），它可以固定上下颌石膏模型，模拟口内牙齿的咬合情况，但无法模拟下颌运动，也不能反复使用。1805 年 Gariot 设计制作出了可以开闭口的金属制的𬌗架，上半部分与下半部分用关节轴连接在一起，后部用螺丝组件维持固定好的垂直位置。此后，才有数以百计的𬌗架被设计出来。时至今日，所有需要在口外模型上完成后再戴入口内的间接修复体，都需要在𬌗架上制作完成。各类充填体等直接修复体的𬌗关系由真牙列维持，下颌维持着生理运动；而间接修复体的𬌗关系由模型、𬌗记录或𬌗托来维持，下颌的运动就需要由𬌗架来模拟了。

所以，𬌗架应被称为模拟下颌运动的机械装置。

40.　**A 型𬌗架、C 型𬌗架**

Arcon articulator、Condylar articulator

英文定义：

（A）　Arcon articulator: An articulator that applies the arcon design; this instrument maintains anatomic guidelines by the use of condylar analogs in the mandibular element and fossae assemblies within the maxillary element[GPT9-Pe11].

（B）　Condylar articulator: An articulator with the condylar path components as part of the upper member and whose condylar replica components are part of the upper member; *syn.*, Arcon articulator; *comp.*, Nonarcon articulator[GPT9-Pe24].

（C）　Arcon articulator: A dental articulator in which the condylar elements are attached to the lower member, thereby simulating the natural attachment(Jablonski S.Illustrated Dictionary of Dentistry. Philadelphia: W.B.Saunders Company, 1982: 68-77).

中文定义： A 型𬌗架：将髁导置于上颌体者。

C 型𬌗架：髁槽置于下颌体部位，髁球则位于𬌗架的上颌体[人卫𬌗学 3-P101]。

分　析： 按𬌗架髁部结构形式不同分类：Arcon 泛指髁球位于下颌体部分，髁导位于上颌体部分的所有𬌗架；Nonarcon 泛指髁球位于上颌体部分，髁槽位于下颌体部分的所有𬌗架。它既可以是平均值式的，也可以是半可调或全可调式的𬌗架。

A 来自一个合成词 arcon 的首字母，arcon = articulator + condyle，意即𬌗架以髁突位置来命名或分类（的叫法）。显然，这不是一个适宜音译的名词，简称为 A 型也言不达意，最好意译为**"下髁球"𬌗架**。C 型𬌗架的出处是 condylar 𬌗架，这大约是 30 多年前的说法，GPT9 现已作为 Arcon 的同名词用。文中对应的原 C 型𬌗架用的是 Nonarcon 一词，GPT9 中解释为"Any articulator design in which the condylar elements is part of the upper member of the articulator…"，对应则应译为**"上髁球"𬌗架**[GPT9-61]。

41. 铰链式𬌗架

Hinge type articulator

英文定义： 没有 hinge type articulator 的定义。但是有以下两个定义：

（A） Nonadjustable articulator：An articulator that does not allow adjustment to replicate mandibular movements--see also CAST RELATOR[GPT9-Pe61]。

（B） Cast relator：A mechanical device that orients opposing casts to each other without reference to anatomic landmarks；*comp.*，articulator[GPT9-Pe19]。

中文定义： 铰链式𬌗架的上、下颌体之间为铰链轴。上下颌之间只能绕铰链轴旋转做上下开闭运动，而不能模拟下颌前伸和侧方运动[北医 2-P276]。

分　析： 1805 年 Gariot 发明的首个实用𬌗架——"铰链式𬌗架"（hinge articulator），它将下颌运动简单模拟成一种铰链式旋转运动，以模拟下颌的开闭口运动，但不能模拟下颌前伸、侧方运动，且其铰链轴长度明显短于人体铰链轴，因此也就不能转移患者的铰链轴位置关系。铰链式𬌗架可以保持上下颌模型的垂直向关系及水平向关系，不需用面弓转移颌位关系，只需取得正中𬌗关系记录即可，结构简单、坚固耐用，目前各品牌的仿制型仍然在广泛使用。

42. 平均值𬌗架

Average values articulator

英文定义： An articulator that is fabricated to permit motion based on mean mandibular movements；*syn.*，class Ⅲ articulator[GPT9-Pe13]。

中文定义： 平均值𬌗架的上下颌体之间有近似于颞下颌关节的髁球与固定倾斜角度的髁槽结构相连接，髁球可在髁槽内旋转和滑动，从而使下颌不仅可作上下开闭运动，而且可近似模拟前伸和侧方咬合接触滑动运动。髁槽倾斜角度即髁导斜度按正常人的平均值设计（前伸髁导 25°，侧方髁导 15°）。由于存在个体差异，平均值𬌗架模拟下颌运动的准确性较差[北医 2-P277]。

分　析： 𬌗架的发展与世界各国口腔修复学专家对口颌系统的解剖结构和功能运动的不断深入研究密不可分。自 1805 年 Gariot 发明铰链式𬌗架之后，1840 年 Evens 按照真实人体的髁间距数据发明的𬌗架，已可以模拟前伸与侧方运动。1854 年 Bonwill 对大量人体头颅标本进行测量，首次提出下颌等边三角形理论，即两侧髁突中心点与下颌中切牙切点的三点连线近似为等边三角形，奠定了现代𬌗架的基本数据结构。他还首次在𬌗架上设置了前伸髁导结构，但其髁导是双侧平行且水平向前的。1866 年 Balkwell 研制了倾斜髁导结构的𬌗架，并测定前伸髁道斜度的平均值为 26°。现在多数平均值𬌗架的髁间距离为 105±5mm，有固定的前伸髁导 25° 及侧方髁导 15°，有切导针做前支点，能在铰链轴做开闭口及前伸侧方运动,初具下颌运动的功能,这些都是在前人发明的基础上,同时还采用了 20 世纪初一些有名的𬌗架的许多设计特点制作而成。平均值𬌗架是在铰链式𬌗架之后 100 年研究进步的结晶。

43. 半可调𬌗架

Semi-adjustable articulator

英文定义: An articulator that allows adjustment to simulate mandibular movements; *syn.*, class Ⅲ articulator[GPT9-Pe79].

中文定义: 半可调𬌗架的髁导和切导斜度均可调节,可确定与每位患者的实际情况相一致的髁导和切导斜度,模拟下颌前伸和侧方运动较准确,是最适合于修复临床应用的𬌗架。半可调𬌗架的典型代表是 Hanau H 型𬌗架[北医 2-P277]。

分　析: 1896 年 Walker 研制出可根据实测值调整髁导斜度的𬌗架,但因其结构过于复杂,面弓太笨重,所以产品从未推向市场。后来 19 世纪末与 20 世纪初 Snow 设计的𬌗架则具备了前伸与侧方髁导调节装置。Gysi 作为现代半可调𬌗架的奠基人,发明了切导针,切导盘能够进行前后向角度调整。1921 年 Hanau 发明了𬌗架的髁球和沟槽髁导结构,他还提出了由前伸髁道斜度推导侧方髁道斜度的经验公式,即 L=H/8+12。半可调𬌗架可接受面弓转移的颌位关系,能调节前伸髁导与侧方髁导及切导,但髁间距是固定的,在相当大程度上可以模拟下颌运动,制作的修复体能满足临床需要,操作简单易学,适用于绝大多数全口义齿、复杂牙列缺损的修复,因而应用至今。

44. 全可调𬌗架

Full adjustable articulator

英文定义: An articulator that allows replication of 3D movement of recorded mandibular motion; *syn.*, class Ⅳ articulator[GPT9-Pe42].

中文定义: 全可调𬌗架对下颌运动的模拟比半可调𬌗架更精确,𬌗架的髁间距离可调节,可模拟迅即侧移等下颌运动特征,还可利用运动面弓将患者下颌三维运动特征转移至𬌗架上,在𬌗架上形成准确模拟患者髁道特征的个体髁导[北医 2-P277]。

分　析: 1924 年 McColum、Stuart 和 Stalard 共同研制出了首例全可调𬌗架(Gnathoscoop)。1934 年 Stuart 对其髁导结构做了重要改进,将以往的髁球 – 沟槽(slot)构造改为髁球 – 盒(box)构造,更好地重现了髁道的曲线特征。1970 年后出现了电子面弓和更精准的全可调𬌗架产品,使其在颞下颌关节参数获取、下颌运动特征分析、咀嚼系统生理病理状态模拟等方面取得了长足进步。全可调𬌗架适用于全口咬合重建治疗及科研工作等。

45. 殆架的分类

Articulators are divisible into four classes

英文定义： （a）Class Ⅰ articulator: A simple holding instrument capable of accepting a single static registration; vertical motion is possible; *syn.*, nonadjustable articulator.（b）Class Ⅱ articulator: An instrument that permits horizontal as well as vertical motion but does not orient the motion to the temporomandibular joints.（c）Class Ⅲ articulator: An instrument that simulates condylar pathways by using averages or mechanical equivalents for all or part of the motion; these instruments allow for orientation of the casts relative to the joints and may be arcon or nonarcon instruments; *syn.*, semi-adjustable articulator.（d）Class Ⅳ articulator: An instrument that will accept three dimensional dynamic registrations; these instruments allow for orientation of the casts to the temporomandibular joints and simulation of mandibular movements; *syn.*, fully adjustable articulator, fully adjustable gnathologic articulator[GPT9-Pe12].

中文定义： 根据殆架关节结构模拟下颌运动的程度,可以将殆架分为以下4种形式:①铰链式殆架;②平均值殆架;③半可调殆架;④全可调殆架[北医2-P276、P277]。

分　析： 殆架的分类,中文定义与GPT定义基本是一样的,但对于记忆与理解不同分类殆架之间的关系及其性能,文字的描述不如列表。按现有多数殆架设计的功能,其发展的历程与性能的进步是相同的,正好也与分类相关,找好节点即可明确区分。

殆架的性能与分类:

（1）　保持上下颌模型的垂直向关系。
（2）　保持上下颌模型的水平向关系。
（3）　能在铰链轴做开闭运动——铰链式殆架。
（4）　有切导针做前支点。
（5）　能做前伸侧方运动——平均值殆架。
（6）　能接受面弓转移。
（7）　能调节角度的前伸髁导与侧方髁导。
（8）　能调节的切导——半可调殆架。
（9）　能调节的髁间距。
（10）　能调节曲度的髁导与切导。
（11）　能模拟迅即侧移——全可调殆架。

46. 哥特式弓描记法

Central bearing tracing device

英文定义： Gothic arch tracer *obs.*: The device that produces a tracing that resembles an arrowhead or a gothic arch; the device is attached to the opposing arches; the shape of the tracing depends on the relative location of the marking point and the tracing table; the apex of a properly made tracing is considered to indicate centric relation[GPT4-P84]; *editorial note for usage*: extraoral tracer(ing), intraoral tracer(ing), and tracing device are the primary terms; *comp.*, arrow point tracer, central bearing tracing device, cephalometric tracer, coble balancer, extraoral tracer, intraoral tracing, mandibular tracer, needle point tracing, tracing device[GPT9-Pe44].

Gothic arch tracing: *comp.*, Gothic arch tracer, tracing device[GPT9-Pe44].

Central bearing tracing device: A device that provides a central point of bearing or support between the maxillary and mandibular dental arches; it consists of a contacting point that is attached to one dental arch and a plate attached to the opposing dental arch; the plate provides the surface on which the bearing point rests or moves and on which the tracing of the mandibular movement is recorded; it may be used to distribute occlusal forces evenly during the recording of maxillomandibular relationships and/or for the correction of disharmonious occlusal contacts; *orig.*, Alfred Gysi, prosthodontist, Switzerland, 1910; *editorial note for usage*: extraoral tracer(ing), intraoral tracer(ing), and tracing device are the primary terms; *comp.*, Arrow point tracer, cephalometric tracer, coble balancer, extraoral tracer, Gothic arch tracer, intraoral tracing, mandibular tracer, needle point tracing, pantographic tracing, stylus tracing, tracing device[GPT9-Pe19].

中文定义：

（1）　Gysi(1908)介绍了哥特式弓(Gothic arch)**口外描记法**，即确定颌位关系时于上下颌殆托前方各装一约 2mm 长度柄，上颌柄端有一与之垂直的描记针，下颌柄上有一与针相对的盘。下颌前伸、侧方运动时，固定在上颌的描记针在下颌的盘上描绘出近似"∧"形的图形，也就是当描记针指向该图形顶点时下颌恰好处于正中关系位。这个图形与当时流行于欧洲的哥特式建筑的尖顶类似，因此取名为哥特式弓[人卫 7-P322]。

（2）　Mc Gvane(1944)介绍了哥特式弓(Gothic arch)**口内描记法**，即将描记针和描记板分别安装在上颌托的腭中部和下颌托两侧殆堤的中间。哥特式弓描记法是唯一在确定关系时可客观观察下颌后退程度的方法，使用了近 1 个世纪[人卫 7-P323]。

（3）　哥特式弓(Gothic arch)描记法：利用殆托将描记针和描记板分别固定于患者的上颌和下颌，当下颌做前后运动和左右侧方运动时，描记水平面内各个方向的颌位运动轨迹，获得一个 V 字形图形，因其形状像欧洲哥特式建筑的尖屋顶，因此称为哥特式弓。当描记板固定于上颌，描记针固定于下颌时，描记板上的哥特式弓尖端向后。当描记板固定于下颌，描记针固定于上颌时，描记板上的哥特式弓尖端向前。哥特式弓的尖端即代表正中关系，当描记针处于此尖端时下颌的位置及为正中关系位。哥特式弓描记法有口外描记法和口内描记法[北医 2-P272]。

分　析：从 1994 年出版的第 6 版 GPT 起，Gothic arch tracer 后边就标上了 *obs.*。亦即 central bearing tracing device 成了正式学术名称。但国内因将其归类为确定正中关系位的方法之一，因而多年来都叫描记法。central bearing 的正中支承也没有普及，tracer 应译为描记器，tracing device 也是同义，合起来应译为**正中支承描记器**。

47. 正中𬌗

Centric occlusion

[同义词]　**正中关系𬌗**（centric relation occlusion）

英文定义：Centric occlusion: The occlusion of opposing teeth when the mandible is in centric relation; this may or may not coincide with the maximal intercuspal position; *comp.*, maximal intercuspal position（下颌在正中关系时的𬌗，与最大牙尖交错位有可能一致或不一致）[GPT9-Pe20]。

Maximal intercuspal position: Acronym is MIP; the complete intercuspation of the opposing teeth independent of condylar position, sometimes referred to as the best fit of the teeth regardless of the condylar position; *comp.*, centric occlusion[GPT9-Pe56]。

中文定义：

（1）　正中𬌗（centric occlusion）：又称牙尖交错位（intercuspal position），是指上下颌牙尖窝交错最广泛接触的位置[北医 2-P271]。

（2）　牙尖交错𬌗（intercuspal occlusion, ICO）：是指上、下颌牙牙尖交错，达到最广泛、最紧密接触时的一种咬合关系，过去该关系被称为正中𬌗（centric occlusion），但因"正中"一词不如"牙尖交错"那么确切地描述此咬合特征，故现多以"牙尖交错𬌗"称谓[人卫口腔解剖生理学 7-P79]。

分　析：1956 年出版的第 1 版 GPT 中有正中𬌗（centric occlusion）、正中关系（centric relation）和牙尖交错位（intercuspation），没有牙尖交错𬌗（intercuspal occlusion）。正中𬌗定义为："The relation of opposing occlusal surfaces which provides the maximum planned contact and/or intercuspation.（提供最大设计的接触和 / 或牙尖交错的相对𬌗面的关系。）" 1964 年出版的第 2 版 GPT 的第 584 页中，centric occlusion 一词的定义改为："The centered contact position of the lower occlusal surfaces against the upper ones.（下𬌗面对上𬌗面的正中接触位。）"第 3、第 4 版 GPT 也一直沿用该定义。1987 年出版的第 5 版 GPT 定义中，明确了正中𬌗是𬌗不是位，认为正中𬌗与最大牙尖交错位有可能不一致，而第 5 版 GPT 到 2017 年出版的第 9 版 GPT 定义也没再改过。1994 年出版的第 6 版 GPT 有了在第 5 版中还被列入不赞成词汇的牙尖交错𬌗，与最大牙尖交错位 MIP 是同义词。

正中𬌗，正中是前提；牙尖交错𬌗，牙尖交错产生广泛𬌗接触是前提。王慧芸教授曾说[人卫𬌗学-P2]："用牙尖交错𬌗取代正中𬌗，有利于𬌗的生理及病理研究。"从此，国内在关于𬌗的表述中，"牙尖交错𬌗"逐渐取代了"正中𬌗"。"牙尖交错位"也成了比"正中𬌗位"更受肯定的名词[人卫𬌗学3-P24]。

从以上分析不难看出，GPT对正中𬌗的定义经过了几十年才确定下来，当CO与MIP不一致时，两个术语分别命名与定义的意义就凸显了出来。但仍然没说清楚定义的是真牙列的𬌗还是总义齿的𬌗？还是两者皆可用？从定义看是对真牙列的定义，因为无牙颌已无牙尖交错位、最大牙尖交错位，也就是说，总义齿用不到MIP的名称与定义，如想用，MIP之前也应有original一词才对。GPT5的定义将正中𬌗与MIP相比较，只能说明其定义的是真牙列。但如果说有可能与原最大牙尖交错位不一致，比较应在正中𬌗位（而不是正中𬌗）与最大牙尖交错位之间进行，而不应是𬌗与位之比较，正中𬌗与牙尖交错𬌗才是并列词汇。

"正中𬌗"一词出现在总义齿学中比GPT要早，作为口语的表述可能更早。著名的Swenson教授的系列专著——*Complete Dentures*，其中1953年出版的第3版的第239页中，就已有对正中𬌗的明确定义："The teeth in contact when the mandible is in centric relation to the head.（下颌在对头部的正中关系时牙的接触。）"这里的"teeth"无疑是总义齿的人造牙了。1987年出版的第5版GPT对正中𬌗定义的第一句，"The occlusion of opposing teeth when the mandible is in centric relation"，与其意思是相同的，只有用字的区别，这说明了GPT中对正中𬌗的定义最初有可能来自总义齿学，是用来定义无牙颌修复后总义齿的𬌗。正中𬌗一词在真牙列与固定修复上虽然也用，但是没定义。20世纪40年代以后，一直到20世纪90年代，固定修复领域著名的专著——*Tylman's Theory and Practice of Crown and Bridge Prosthodontics*，在其1960年出版的第4版的第101页中，应用的名词有"functional centric occlusion and a pseudocentric occlusion（功能性正中𬌗与假正中𬌗）"，但找不到对正中𬌗的定义；到了1989年出版第8版时，有了该名词的单独应用，并引用了1985年Ash M.的定义："Maxillomandibular relationship that is dictated by the maximum interdigitation of the existing dentition.（由现存牙列的最大交错决定的上下颌关系。）"这互证了正中𬌗曾是一个无牙颌总义齿先用，后来真牙列、固定修复都用的名词，但最初的定义是总义齿专家总结的。

这就造成了一个原本来自于总义齿的名词与定义，真牙列也共用该名词，但是后来发现该名词与其定义用于真牙列可能有问题后，就要将其用更适合于真牙列的名词及定义取代，而没考虑对总义齿的理论与应用会产生什么影响？那么，总义齿所建的𬌗还该不该叫正中𬌗呢？正中𬌗应该怎么定义？是用GPT2到GPT4的定义还是重新定义好呢？

总义齿有多种𬌗型，只有解剖𬌗型是牙尖交错𬌗，人卫版《总义齿的𬌗接触》的第1页中描述到："舌侧集中𬌗、杵臼𬌗、长正中𬌗型并无解剖𬌗式尖窝交错，𬌗接触也不广泛；平面𬌗的无尖牙接触虽广泛，但并无牙尖交错；线性𬌗则既无牙尖交错，接触面更不广泛。"因此，只要做总义齿还需要确定正中关系位 CRP，而不能说确定最大牙尖交错位 MIP，CRP 就比 MIP 更达意；同理，正中𬌗一词也就比牙尖交错𬌗更适用于或者应该说仍然适用于总义齿的𬌗。但原总义齿学中定义正中𬌗时，没包括在长正中位建的𬌗，更没包括在有可能偏斜的长而不正中的肌位所建的𬌗，再加上早已有大量文献报道能在正中关系位建𬌗的患者只有 10% 左右，因此，如对总义齿的𬌗不打算命名三个名词的话，其定义中包括后两者就是必须的，因而有必要修改定义。

修改定义：

（1）　真牙列时，下颌在正中关系上的𬌗，该𬌗的𬌗位与最广泛牙尖交错位有可能一致或不一致。

（2）　无牙颌时，总义齿在正中关系位、长正中位或肌位所建的𬌗统称为正中𬌗。

48. 正中𬌗位

英文定义：　GPT 无。

中文定义：　鉴于牙尖交错位时下颌骨的位置居于正中，文献中曾称为正中𬌗位（centric occlusion position，COP）意思是当上下颌牙达到此咬合关系时，下颌的位置相对于颅骨而言位于正中［人卫𬌗学 3-P24］。

分　　析：　GPT 从第 1 版到第 9 版，没有 centric occlusion position 一词，但标明了"正中关系与正中关系位是同义词（centric relation/centric relation position）"。正中关系𬌗是正中𬌗的同义词（centric relation occlusion/centric occlusion）从其定义与逻辑关系推理，正中𬌗位也是正中关系𬌗的位；但是，当患者有长正中时，在正中𬌗位建立正中𬌗比正中关系位表达得更准确；当患者的长正中有偏斜时所建𬌗的颌位，可以看作肌性的正中𬌗位。因而在总义齿学中有保留该名词的必要并需要有更确切的定义；但在真牙列与固定修复中，因有 MIP 这个更确切的名词了而不应再用了。

建议定义：　正中𬌗位：无牙颌修复时建立正中𬌗的颌位。

49. 正中关系

Centric relation

英文定义：　(a)The maxilla-mandibular relationship in which the condyles articulate with the thinnest avascular portion of their respective disks with the complex in the anterior-superior position against the shapes of the articular eminencies. This position is independent of tooth contact. This position is clinically discernible when the mandible is directed superior and anteriorly. It is restricted to a purely rotary movement about the transverse horizontal axis[GPT5-P725]. (b)The most retruded physiologic relation of the mandible to the maxillae to and from which the individual can make lateral movements. It is a condition that can exist at various degrees of jaw separation. It occurs around the terminal hinge axis[GPT3-P452]. (c)The most retruded relation of the mandible to the maxillae when the condyles are in the most posterior unstrained position in the glenoid fossae from which lateral movement can be made at any given degree of jaw separation[GPT1-P11]. (d)The most posterior relation of the lower to the upper jaw from which lateral movements can be made at a given vertical dimension(Boucher).(e) A maxilla to mandible relationship in which the condyles and disks are thought to be in the midmost, uppermost position. The position has been difficult to define anatomically but is determined clinically by assessing when the jaw can hinge on a fixed terminal axis (up to 25 mm). It is a clinically determined relationship of the mandible to the maxilla when the condyle disk assemblies are positioned in their most superior position in the mandibular fossae and against the distal slope of the articular eminence(Ash).(f)The relation of the mandible to the maxillae when the condyles are in the uppermost and rearmost position in the glenoid fossae. This position may not be able to be recorded in the presence of dysfunction of the masticatory system.(g)A clinically determined position of the mandible placing both condyles into their anterior uppermost position. This can be determined in patients without pain or derangement in the TMJ(Ramsfjord)(Boucher CO. Occlusion in prosthodontics. J Prosthet Dent, 1953, 3: 633-656; Ash MM. Personal communication, 1993; Lang BR, Kelsey CC. International prosthodontic workshop on complete denture occlusion. Ann Arbor: The University of Michigan School of Dentistry, 1973; Ramsfjord SP. Personal communication, 1993)[GPT8-Pe21、Pe22].

Centric relation: Acronym is CR; a maxilla-mandibular relationship, independent of tooth contact, in which the condyles articulate in the anterior-superior position against the posterior slopes of the articular eminences; in this position, the mandible is restricted to a purely rotary movement; from this un-strained, physiologic, maxilla-mandibular relationship, the patient can make vertical, lateral or protrusive movements; it is a clinically useful, repeatable reference position[GPT9-Pe20].

GPT 译文: 一种上下颌的关系，与牙接触无关，在该关系中髁突位于前上位对应于关节结节的后斜面；在该位置，下颌被限于做单纯转动运动；从这个非张力、生理的上下颌关系，患者能做垂直、侧方或前伸的运动；它是一个临床上有用的、可重复的参考位置。

中文定义:

（1）　下颌髁突位于关节窝的最上、最前位，下颌适居正中，在适当的面部距离（垂直距离）时，下颌骨对上颌骨的位置关系，又称为正中关系位[北医牙体解剖与口腔生理学 2—P162]。

（2）　在铰链开口度的范围内下颌对上颌的位置关系。在一定垂直距离下，髁突处于关节窝中的最上最前位，由关节盘中间带与关节结节后斜面紧密接触所决定的下颌位置称为正中关系位，该位置与牙齿的接触情况无关。正中关系不是一个具体的颌位，而是在铰链开口度范围内下颌对上颌位置关系的集合。在自然牙列，后退接触位是正中关系的最上位，具有唯一性 [人卫𬌗学 3—P25、P26]。

（3）　确定水平颌位关系即确定正中关系位，正中关系位指下颌髁突位于关节凹居中，而不受限的生理后位 [人卫 7—P319、P322]。

（4）　是当下颌后退到最后，髁突位于关节凹生理后位时的位置。少部分人的正中𬌗与正中关系为同一位置，但多数人的正中𬌗位于正中关系的前方 1mm 范围内 [北医 2—P271]。

分　　析：　正中关系先在口腔解剖生理学的教材中被讲到，而后在𬌗学的教材中再被讲到，最后在口腔修复学的教材中讲总义齿时被第 3 次讲到。在一个二级学科内应用的同一个概念的定义本应是一样的，但是不仅正中关系与正中关系位不分，髁突的位置也长期不能定论。在口腔修复学范畴，从没有其他任何一个名词像正中关系这样有如此多的歧义。国外口腔医学界对正中关系的研究，文献较为集中出现在 20 世纪 20 年代末到 30 年代、20 世纪 60 年代到 80 年代，不断有著名的学者或学会组成的命名委员会重新定义它。

第 1 版 GPT 对正中关系只有一个解释，后几版不断改动，第 6 版至第 8 版时，保留了第 1、第 3、第 5 版的解释，又把四位著名学者的定义都罗列上了，以至于出现了如上 7 个解释，这对于一本有国际声望的词典是很不寻常的事情。

第 9 版 GPT 又改为 1 个定义，但几十年的争论引起的巨大分歧是如何消除的并没有解释清楚。

如果把 GPT 曾经出现过的 9 个定义与目前国内所用的 4 个定义罗列在一起，分析比较后，不难发现大多有以下的共同点：

（1）　都认可是下颌对上颌的关系。

（2）　以髁突在关节窝的位置为标志。

（3）　不是一个颌位，而是一个开口 18～25mm 的铰链运动范围。

对（1）没任何歧义；对（3）铰链运动有提到的，也有没提的，范围有大有小，问题也不大；最不统一的是（2），将其作为标志，双侧左右居中的标志意义好理解，但前后向位置以哪儿作为标志分歧最大。13 个定义中，关于髁突的位置统计如下：

前上位：3 个

最后位：4 个

最中最上位：1 个

最上最后位：1 个

前最上位：1 个

最上最前位：2 个

中后位：1 个

究竟谁是对的呢？如果用同一个名词正中关系命名下颌对上颌的关系，在一个人的一生中只要上下颌骨在，有牙列时的正中关系，到牙列缺失后的正中关系，前后应该是相同的。但不同的研究者给出了不同的定义。在以上的所有定义中，对无牙颌的正中关系定义在前几十年，有牙列的正中关系定义在后，按先后做分析如下：

无牙颌的正中关系：

正中，在中文的理解中是物体的形心或空间的中央，意为不前、不后、不左、不右、不上、不下。但正中关系这个词要表达的是下颌骨对上颌骨或颅骨的位置关系，上颌骨或颅骨是不动的，下颌骨因运动则会与上颌骨之间产生三维关系的一个空间范围。下颌骨的运动范围主要是向下，其次向前，再次向左右，小范围向后。在"互联网 + 时代"要找到该三维空间的中央位置不难，应该是在半张口、半前伸，不左不右的一个位置处。但这样一个位置是有解剖学意义还是有生理学意义呢？都没有。因此，对于正中关系的正中二字，不能从几何学的三维概念上去理解。

因年代久远，查到最初用此词时的前后语境已非易事，正中关系是近 1 个世纪前甚至可能更早出现的词汇，在那之前，不知有多少人思考过但不知如何定义，后来在 1910 年前后，Alfred Gysi 等人描记出的哥特式弓的外形被大家接受，其原理被同行认可后，1930 年的国际修复学会是这样定义的 [人卫龄学-P5]，"当髁突在关节窝内处于其生理最后位，下颌可以自由旁侧运动，下颌对上颌的关系。"1956 年出版的第 1 版 GPT 的第 11 页中用的也是这个定义，"The most retruded relation of the mandible to the maxillae when the condyles are in the most posterior unstrained position in the glenoid fossae from which lateral movement can be made." 只不过还有后半句话：at any given degree of jaw separation。

可见，正中关系从一开始有公认的定义时，即是以髁突在关节窝的最后位作为判断标准，正中关系的"正中"是左右居中居后之意，对哥特式弓描记比较了解的不难理解为什么要居后，其关键点是：

不居后——下颌不能左右居中，或不居后——不知下颌是否左右居中。

无论什么方法描记出的水平面边缘运动与功能运动轨迹都早已证实了此定义的可靠性，后来才加上了垂直向有开口范围的含义。

20 世纪 30 年代，正是总义齿理论与技术发展的高峰期，当时世界上最著名的口腔修复专家，不仅 Gysi 教授、连被美国口腔修复专家们推荐主编 GPT 第 1 版的 Boucher 教授，都是总义齿专家。牙列丧失后，退而从关节因素考虑作为修复的出发点是很理性的事，而龄学理论，也正是因对总义齿的研究而产生了大量的积累。虽然正中关系后来也被应用于真牙列的检查，但如果没有做总义齿时因牙尖交错位丧失而需要重新确定上下颌的颌骨关系，也就没有对垂直距离、正中关系和正中关系位等知识的迫切需求。正中关系是"下颌对上颌的位置关系"，做总义齿时必须要确定的颌骨关系也是下颌对上颌的关系！而除了总义齿，其他的修复方式，冠桥类一般不需要重新确定；可摘局部义齿类只要有对𬌗，一般也不需要重新确定；𬌗重建时需要确定，但余留牙总有些可以参照的内容。

为什么要定在一个 20mm 左右的运动范围内呢？下颌对上颌的关系这一概念较笼统，是一个相对大的三维关系，当下颌做小开闭口运动时，等于将该三维关系的范围大大缩小了，此时，下颌对上颌的位置关系就成了原三维空间的后上居中位置的关系。而且此时的髁突只是在原位、在关节盘下转动，此时的小开闭口运动称为铰链运动，也只有做小开闭口范围的铰链运动时，两侧髁突不仅不前后移，而且是不偏左不偏右的，以通过两侧髁突附近的旋转轴做单纯的旋转，重复性最好；再大的开口，则称为大张口运动，运动不仅发生在下腔也发生在上腔，有转动有滑动，有髁突的运动也有关节盘的运动，后者的运动就复杂多了。所以，在小开口运动时的该关系下先确定一个垂直距离、再定下正中关系位就相对容易得多，而且对铰链运动的研究也证实这是一个可重复的稳定的位置，对于没有牙列的支持与牙尖之间的锁结的无牙颌，对于经常下颌前伸与面下 1/3 距离变短的无牙颌患者来说，是一个相对较为可靠的参考位。

总之，无牙颌时，需要以颌位定𬌗位；而后以𬌗位维持颌位。

从下颌对上颌一个较大的（颌骨间）关系中，局限到一个相对较小的（正中）关系中，确定一个垂直距离而后再定下正中关系位，是一个智慧的做法；而且此范围时的后边缘运动轨迹，离肌力闭合道较近、其上端某处（即医生所确定的垂直距离上），离原牙尖交错位最近甚至有可能是同一位，虽然 90% 的人此位可能不是原𬌗位，但当没把握一定能找到原颌位时，次优的、重复性好的此位又何尝不是此时最优的选择呢？患者端坐，无牙颌的下颌在无不适的自受迫状态下确定垂直距离后，做前伸后退与左右侧方的运动，此时的髁突，只可能在关节窝的最后位才能做出可重复的边缘运动后中点，往前一点，不是边缘了，也不一定能重复了。当患者有长正中时，需要在肌位建𬌗时，也需要从此位出发做基点来做判断，此时仍不失为最重要的参考位。正中关系的最后位，只要有确定水平关系颌位的需要，就不会失去其存在的价值。但当患者颌位不稳定不能描记时，则需通过改变𬌗型的选择来解决。

无不适的自受迫状态下，最上后位与最后位在关节解剖学上有什么区别？未见文献记载，但可以从解剖学上来判断，髁突的运动发生在关节下腔的盘–髁关节而不是关节上腔的盘–颞关节，垂直距离确定后，髁突后退时，下颌是向后运动的，下颌无上移无旋转则髁突也不可能再上移，更不可能旋转，颞后附着、双板区与下颌后附着轻微受压，那么，最后位也即最上最后位，两者之间应该没有区别。

有牙列的正中关系：

20 世纪 60 年代，开始有人研究固定修复时正中关系与肌电、𬌗型的关系；20 世纪 80 年代，前上位的提法开始出现；1987 年出版的第 5 版 GPT，第一次将正中关系时的髁突位置定义在了前上位，并第一次有了"牙接触"的用词（this position is independent of tooth contact）[GPT5-P725]，而不是"开颌""at any given

degree of jaw separation"。这意味着从前几版的 GPT 为无牙颌定义正中关系转为了为真牙列定义正中关系。但编委会又对正中关系一词的应用前景不看好,定义的最后一句话是:"This term is in transition to obsolescence.(该术语正处于淘汰的过渡中。)"Dawson 的专著的第 2 版在 1989 年发表后,使人们对前上位的认可产生了较大影响。王慧芸教授于 1990 年出版的《𬌗学》,其第 5 页中定义还是最后位,到了 2003 年,人卫版《𬌗学》第 1 版的第 46 页中定义改为最上、最前位。

1992 年出版的第 6 版 GPT 的编委会,虽然也引用了第 5 版的定义,但没有了对该词原定义时的最后一句话,也不像第 5 版 GPT 的编委会只强调前上位,而是将以前的定义都收纳其中,列出了 7 个定义。第 7、第 8 版 GPT 与第 6 版相同,2005 年出版的第 8 版 GPT 用到了 2017 年。"前上"位只是正中关系 7 个定义中的 1 个定义而不是唯一的定义,其排序并没标明在前的比在后的重要,那是中国人的思维习惯。其髁突的位置用词"the anterior-superior position(前上位)"虽然与国内多本书引用的 Dawson 的定义在正中关系时的用词"the most superior position(最上位)"有所不同,但因其随后都有("against the ⋯eminencies",Dawson 的 eminentiae 为拉丁词),"盘 – 突复合体正对着关节结节"是其共同之处,从解剖上强调了其前上位置的两个结构。而 2017 年出版的第 9 版 GPT 的定义中,又变为只是前上位一个定义。

存在的问题:

（1）　编写第 5 版 GPT 时,将最后位改为前上位,词条后并没有前上位的出处(研究报告、会议共识等)。最后位是有证据的,前上位的理论依据是什么? 有无直接证据或描记证明? Zarb 教授作为编委是赞同还是反对呢?

第 1 次定义为前上位是在 1987 年出版第 5 版 GPT 时,第 1 版 GPT 的主编 Boucher 教授早已在 1975 年过世。第 5 版 GPT 的主编是 Jack D.Preston 医生,编委会 6 个人中,Boucher 的学生、著名的 George Zarb 教授是其中的一位,该版的编写工作于 1983 年启动,从出版的正文中找不到前上位的出处,当然也不可能有讨论记录或表决程序的记载。但在 1990 年出版的、由 Zarb 主编的第 10 版 *Boucher's Prosthodontic Treatment for Edentulous Patients* 中(第 283 页),正中关系的定义依然是最后位:"The most posterior position of the mandible relative to the maxillae at the established vertical dimension."而在 1997 年出版的、由 Zarb 主编的第 11 版中,才把 1993 年出版的第 6 版 GPT 的 7 个定义都罗列上了而并没仅仅引用他参与编写的第 5 版的定义[GPT6-P216、P217]。从中不难推理,Zarb 医生在 1983—1997 年间,定义正中关系是最后位还是前上位时,起码在总义齿学中并不同意前上位。

第 6 版至第 8 版 GPT 中的"英文定义(a)"与"英文定义(g)"为前上位与前最上位,但其用词是:"The mandible is directed superior and anteriorly." "Aclinically determined position of the mandible placing both condyles into their anterior uppermost position." 这两个动词都是医生发出的动作,是 "临床上定的",也就是说,患者在非功能状态下的非受迫状态或自受迫状态下髁突 到不了前上位(而最后位是患者自己可以做到的)。GPT9 又说是 "un-strained, physiologic",那么患者是怎么做到的呢?没有说明。髁突是否到了前上位或最 上位?有这时的证据吗?定义中没说,在 GPT 中没标明任何研究理论出处,"英 文定义(a)"来自 GPT5,"英文定义(g)"来自 Ramsfjord SP. 医生在 1993 年 7 月 的一次 "personal communication(私人谈话)",看来该医生当时很有权威,而 1993 年的谈话,在 1994 年的第 6 版 GPT 出版时就赫然在内。Dawson 的专著 *Functional Occlusion*(2007)的 "第 7 章 正中关系" 中,也未能找到最上位或前 上位的直接证据或描记证明,只有手法演示与说明,他的叙述是:"这是生理与生物 力学正确的位置,以后的研究将证明为什么如此。"

也就是说前上位或前最上位,没有直接的生理学证据,也没有间接的测量描记证 据,是一些学者从解剖学出发,按生理与生物力学原理推理髁突最佳状态应有的位 置所做的定义。

(2)　功能状态下,什么时候双侧髁突会在前上位呢?

同样也按生理学与生物力学原理分析,在咀嚼运动中两侧髁突同时都在前上位很 罕见!只可能发生在以下 5 种情况下:①一个两侧髁突发育对称的个体;②有两侧 磨耗完全相同的后磨牙;③在两侧同一牙位(最好是第二磨牙);④同时咀嚼各一块 大小相同、质地相同的食物;⑤该食物还需有一定韧性。

在上述 5 条满足后,咬合用力时、闭口肌群的收缩才可导致下颌骨以食物为轴旋 转、髁突向前上移位、在咬穿前两侧髁突同时到达前上位。

可见这是极小概率事件。那么,临床上医生用手法将患者两侧的髁突推至前上位 (即使真能做到),用来判断其与牙位的关系是否协调,其临床意义只能是作为正常 理想状态的标准。

(3)　前上位,最上位,最上、最前位的区别是什么?怎么判断?

正中关系是以髁突的位置为标志定义下颌骨对上颌骨的关系,在一个切端之间垂 直向可以有 20mm 左右的运动范围中,髁突的运动范围是很小的,但这些定义在 前后向、上下向之间又分出了 3 个名词。

这些名词怎么定义?怎么判断?变化的范围有多大?手法定位能否感知髁突位置在 这不同位置之间的区别?最上与上有多大区别?最前与前又有多大区别?最上又与 最上最前有多大区别(GPT8 的 "英文定义(e)、(g)"、Dawson 定义中有最上没有定 义最前)?GPT9 的定义取消了髁突位置的最高级用词 "the most",这意味着什么?

以髁突在前上位为起点、牙尖交错位为终点,关节盘中间带的厚度是 1.1mm,许 氏位关节前间隙是 2.06mm(谷志远. 颞下颌关节紊乱病. 北京:人民卫生出版社, 2008:17,117),假定将髁突定位在了最前上位,此时关节上腔与关节下腔都挤压 到间隙为零,最前上位与 MIP 髁突居于窝中时髁突在前后向的移位也只有不到

1mm 的位移！在 1mm 的范围内，对于一个有两个间隙、一个关节盘的关节来说，定义"the most"是欠考虑的，有最高级就应有比较级，以多大尺度的变化区分最高级与比较级呢？0.5mm？在十几厘米之外的手法操作中，哪位灵敏的医生能感觉到这零点几毫米的不同？所以，可以推理，所谓的最上、最前的命名以目前临床上的方法看是不准确的，也不存在其与前上位的可辨识的临床区别指标，甚至前上也只是主观判断而无客观指征。但最后位确是最后！除该点外都在其前，所以GPT6 至 GPT8 中的"英文定义（b）、（c）、（d）、（f）"都有"the most"一词。

（4）　一个正确的定义应能在该定义下的分类、应用中得到反复证实其正确性才行，前上位在其最坚决的提倡者与拥护者的著作中是否如此？

Peter E. Dawson 医生研究了几十年殆学，1974 年出版了第 1 版，1989 年出版了第 2 版 *Evaluation*, *Diagnosis*, *and Treatment of Occlusal Problems*，2007 年改名为 *Functional Occlusion*，实为第 3 版。就在 2013 年，围绕正中关系的一些问题，其中也包括髁突的位置究竟是在最上最前还是最后，他还与 James Carlson 医生、Bill Dickerson 医生等甚至发生了一场辩论（Comments from Peter Dawson re: The Real truth about CR）。

Dawson 对正中关系的定义[Functional Occlusion-P59]："Centric relation is the relationship of the mandible to the maxilla when the properly aligned condyle-disk assemblies are in the most superior position against the eminentiae irrespective of vertical dimension or tooth position."

该定义与以往他人的定义也有相同之处：与垂直距离、牙位无关，是下颌对上颌的关系。不同之处：是在最上位时两侧的盘 - 突复合体正确排齐。

用解剖学的知识来分析：

盘排列（或位置）正常，髁突的力量就能由髁突前斜面通过没有血管的、纤维非交织状态的关节盘中带传导给关节结节后斜面，这些是发育形成的最适宜负重的结构。

什么叫"properly aligned（正确排齐）"？Dawson 没有描述，但如果从解剖学上分析推理，则需要满足以下所有条件：

1）髁突形态发育正常、左右对称、使用正常没有改建；

2）颞骨形态发育正常、两侧关节后结节高低一致、关节窝深度一样；

3）关节盘形态发育正常、最好是 I 型、位置正常、左右对称、没有移位、没有穿孔、没有变薄、没有增厚、没有纤维化、没有变小变形。

但这些条件同时全部满足的可能性有多少呢？作为一个具有适应性改建能力的滑膜关节，颌骨的功能位置与受力大小均会使关节的软硬组织改变形态。即使没有关节疾病，正常人多数存在咀嚼惯用侧已被诸多研究证实，几十年的非对称使用，惯用侧与非惯用侧的髁突与关节盘会一点差别没有？这是一个无法通过大样本解剖来检验的命题。更何况 TMD 并非是罕见病。

邓雨萌在 1992 年调查了 3 105 名 3～19 岁的青少年，TMD 患病率为：乳牙列

14.3%；混合牙列后期 20.2%；恒牙列 21.9%[邓雨萌. 现代口腔医学杂志，1992，6（4）：226–229]。

Bjoor Wiberg 等人在 1998 年的研究中发现，168 名 12～30 岁年龄段的颞下颌关节紊乱病患者中，骨关节病的检出率高达 66%（Wiberg B，et al.Oral Surg Oral Med Oral Pathol Oral Radiol Endod，1998，86：158–164）。

赵燕平等在 2011 年统计了近 5 000 名 11～30 岁年龄段的颞下颌关节紊乱病患者的髁突影像，发现约 14.56% 的患者存在骨关节病表现，并且在 11～19 岁骨关节病检出率明显上升，在 15～19 岁达到最高[Zhao YP，et al. Oral Surg Oral Med Oral Pathol Radiol Edod，2011，111（2）：e27–34. dio：10.1016/j.tripleo.2010.09.076.]。

青少年况且如此！几十年后的中老年人的髁突关节盘又有多少人能满足这些条件而能达到所要求的"properly aligned"呢？未见文献记载。

那 Dawson 医生等为什么还要这样定义正中关系呢？从其著作的题目与内容不难看出，其研究对象是真牙列，其目的是要将牙位与髁突的情况及位置联系起来分析（而不是用于确定无牙颌的颌位）。其正中关系一章开宗明义："Because the position of the condyle-disk assemblies determines the maxillo-mandibular relationship during jaw closure, any variation in condylar position will change the closing arc of the mandible and thus affect the initial contact of the mandibular teeth against the maxillary teeth. If maximum intercuspal contact of the teeth is not coincident with the completely seated position of both condyles, the condyles must be displaced to achieve complete jaw closure into maximum intercuspation."
译文：因为盘 – 突复合体的位置决定了上下颌在闭颌时的关系，任何髁突位置的变化都将改变下颌的闭合弧、这就会影响上下颌牙最初的𬌗接触。如果最广泛牙尖交错𬌗接触与两侧髁突完全就位后的位置不一致，髁突就只能靠移位来使颌闭颌至最广泛牙尖交错位（第七章，第58页）。

Dawson 将其定义用于他所作的𬌗的分类，其第一类 "Maxmal intercuspation is in harmony with centric relation.（最大牙尖交错位与正中关系相协调。）" 即将𬌗位与 CR 的关系联系在一起。其他的髁突与牙位的不协调再按其程度与疾病进程分为另外三类，用于临床𬌗治疗的指导（见第 107～第 110 页），其中，"in harmony" 怎么翻译？将其译为："最大牙尖交错𬌗与 CR 一致"（徐樱华. 实用𬌗学. 北京. 科学技术文献出版社，2011：35）。不符合原文的原意，在中文里，一致的意思就是没有分歧、相同或一样。如果最大牙尖交错𬌗位与正中关系一样，那么《𬌗学》一书就需将"后退接触位是正中关系的最上位，具有唯一性"，改写为，"牙尖交错位（或最大牙尖交错位）是正中关系的最上位，具有唯一性"。所以，为避免误解，还是译为"相协调"为好，从 Dawson 对第一类的 8 条解释看，也没找到牙尖交错位与 CR 一致或相同的字眼：

1）（上下颌）牙分开后，正中关系是可核实的。

2）稳定负重时关节区域无不适。

3）对 TMD 的治疗是不需要的。

4）下颌能闭合到牙尖交错位而没有早接触或下颌偏斜。

5）除了可能的运动干扰外，𬌗平衡是不需要的。

6）患者能叩齿而无不适。

7）咬合板的使用并非适应证。

8）该类的𬌗可以是任一安氏分类。

Dawson 的分类影响较大，对正中关系的定义是其分类的基础。但作为一个并非形态学而是疾病的分类，如 Kennedy 在 1923 年提出牙列缺损的分类时，参考了 Skinner 的 incidence of occurrence 的数据。但 Dawson 的专著 *Functional Occlusion*（2007）的"第 12 章　𬌗的分类"中，具体描述各类内容之前，未能找到 Dawson 本人病例数量与各类占比之类的数据，也无参考他人的发病率统计，以及每一类占多大百分比的数据。

他的叙述仅仅是："一个能将最大牙尖交错位与明确定义的髁突位置关联起来的、更准确的分类非常需要，应该在改进交流与研究的先一步（提出）。"

其全书中通篇无正中关系位一说，但既承认正中关系是一个范围，目的又是要确定正中关系看其与最大牙尖交错位是否协调，"关系"与"位"并非并列关系，协调的具体指标又是什么呢？

按其第 4 条，如果以没有早接触与下颌偏斜为协调，那么，检查过程必然存在着一个从正中关系到牙尖交错位的过程才能知道是协调还是不协调？那么，在该过程中还属不属于正中关系呢？还是协调则属于正中关系、不协调则不属于正中关系？从其解释上应该都不是。

如是协调的，则下颌在近远中方向上会正向前上可直接进入牙尖交错位，但此时下颌会旋转、双侧髁突则会向后下移！牙尖交错位时髁突不会在"最上最前"位，而应在关节窝的居中位或中央略前方的位置。前述的"完全就位"即应是髁突在关节窝的居中位但双侧髁突同时左右居中。

所以，正中关系与最大牙尖交错位协调，从道理上具体应该是下颌从切端 20mm 左右的小开口度上逐渐到最上端的正中关系𬌗，再向前到最大牙尖交错位！如两者之间是协调的，髁突仍保持左右居中只会稍微后下移位不到 1mm，此时，如因髁突的微小后下位移就不算正中关系了不合逻辑，而应是在正中关系中进入了最大牙尖交错位，两者协调者则骨对骨仍在正中关系上才对。也只有这样定义，Dawson 的第二类才能与第一类的逻辑是一致的："最大牙尖交错位与可核实的正中关系不协调，髁突需移位才能闭口至最大牙尖交错位。"即失去了正中关系，这里的"移位"不是前后向的，应是侧移位才对。

按 Dawson 的理论逻辑演绎：

正中关系的"正中"也是髁突"左右居中"之意，只不过前后向上不在最后而已，能在前上位时左右居中、到 MIP 的过程中髁突不在前上位但仍左右居中最好。

（5）　第 9 版 GPT 只有一个定义就终结了对正中关系几十年的定义分歧了吗？是行业内也像第 1 版那样，为了终结在 1956 年之前几十年的歧义而通过权威学会开会讨论后，认识一致了，由编委会执笔记录了下来的？还是仅仅是该版的编委会在 2017 年对该名词理解的结果？从前言中看是后者。

第 9 版 GPT 的主编 Ferro 在前言中的第一句话引用的是马克·吐温的一句，"The difference between the right word and the almost right word is the difference between lightning and a lightning bug.（正确的词与差不多正确的词之间的差别就像闪电与一个萤火虫的差别。）"第 6 版至第 8 版 GPT 的编委会有可能是因为难以确定哪个定义是"right"，哪个定义是"almost right"，而不得不把 7 个定义都放在了词汇中。虽然这给读者选择带来了困惑，但也表明了这几版编委会的客观、诚实和谦虚。

仔细分析第 9 版 GPT 的定义内容，可以看出这是一个拼盘式的定义，主要由 GPT5 中的句子拼接修改而成："A maxilla-mandibular relationship, independent of tooth contact, in which the condyles articulate in the anterior-superior position against the posterior slopes of the articular eminences; in this position, the mandible is restricted to a purely rotary movement（从 GPT5 中摘录修改而来）; from this un-strained, physiologic, maxilla-mandibular relationship, the patient can make vertical, lateral or protrusive movements（除了 vertical、protrusive 两个词外，摘录自 GPT1、GPT3 中）; it is a clinically useful, repeatable reference position（来自 GPT5，但将 discernible 换成了 repeatable，GPT5 用的 discernible 的同义词 perceptible，该词不如 repeatable 那样肯定。）

读后的感觉是第 9 版 GPT 想把不同的定义都包括进去，但又只认定髁突在前上位的思路。但仍未能解决以下的分歧：

分歧一："关系"与"颌位"能混为一谈？

在"正中关系位"词后注明了同义词是"正中关系"，在该定义中，前边说是关系，后边又说是位置。在第 1 版至第 3 版 GPT 里，centric relation 与 centric jaw relation 是同义词，centric position 另有定义。第 4、第 5 版没有，第 6、第 7 版注明弃用，第 7、第 8 版改为"centric relation position"，但无定义，词后注明参见"centric relation"。

本书对这两个词各自做出了定义，详细解释在"颌位关系"一词中。

分歧二：既是前上位，又限定在单纯转动运动中？究竟什么位置才可能有单纯转动运动？

前上位与最后位的定义中都有正中关系是在铰链运动或单纯转动运动范围内,但按铰链运动的定义,真正的铰链运动只发生在后边缘运动的小开口时(见髁突铰链轴一词)。从 MIP 开口、从其他位(当然也包括前上位)开口都是转动加滑动而不是单纯转动运动。

分歧三:单纯转动运动是垂直向运动,从前上位如何做侧方运动与前伸运动?

正中关系定义中侧方运动的内容在第 1 版 GPT 与 Boucher 的定义中都有:"The most retruded relation of the mandible to the maxillae when the condyles are in the most posterior unstrained position in the glenoid fossae from which lateral movement can be made, at any given degree of jaw separation.(当髁突在关节窝内处于其非张力的最后位时,下颌在任何规定的开颌度上可以做侧方运动,下颌对上颌最后退的关系。)。" "The most posterior relation of the lower to the upper jaw from which lateral movements can be made at a given vertical dimension.[下颌对上颌最后的关系,在规定的垂直距离上从此可做侧方运动(Boucher.JPD, 1953, 3:633-656)]。" Boucher 的定义没强调髁突的位置,是先确定垂直距离后才定正中关系。可以看出,原本侧方运动在正中关系的定义中是在某个垂直距离上从最后退位出发向左向右的运动,很明确的定义,也能描记出来,是可实现的。

第 9 版 GPT 定义中,从前上位既可做单纯转动的垂直运动,又可做侧方运动,还可做前伸运动,这就不是一个明确的定义而是一个泛泛的定义了。从前上位(如果可以确定的话),当然可以做任何运动,但这之间会发生很多变化,向右侧方,右侧髁突要后移,向左侧方,左侧髁突要后移;前伸,双侧髁突要下移,那么,把这样的内容写进定义中就失去了意义。

建　议:

（1）　重新命名:对于命名,按先来后到原则,后来者应另选他名。

Dawson 定义正中关系的目的是𬌗的分类时设定一个符合生理与生物力学原理的理想状态,该分类与无牙颌修复完全不相干,定义髁突在最上位的证据又不足,分类也非基于回顾性调查研究的结果,既如此,第 5 版 GPT 的编委会也好,Dawson 也好,非要用一个前人已用了几十年的名词且早已定义为最后位时的下颌对上颌的关系来命名前上位不可吗?

建议采用 Okeson 的"**关节肌骨稳定位**(Okeson JP.Management of Temporomandibular Disorders and Occlusion.7th.P75)"之意,将前上位的正中关系起名为**肌骨稳定关系**(musculoskeletally stable relation),这样 Dawson 分类的第 I 类可称为"**功能理想𬌗**";第 I A 与第 II 类则可称为"**功能个别正常𬌗**",并没违背其原有逻辑,该名词用于其内容并无违和之感。

（2）　各自定义:最后位仍然有用且已用了几十年,目前还否定不了,前上位是有一定道理的,也是有用的。两者被定义的目的不同:后者获取不了垂直距离,确定不了正中关系位，不能用于无牙颌修复；前者分析不出正中关系与最大牙尖交错位是否协调。那么，前也是正中关系，后也是正中关系，在广泛接受将前上位的正中关系改为"肌骨稳定关系"一词之前，可以按正中𬌗定义的方法给天然牙列与无牙颌的正中关系各自定义。对天然牙列正中关系的定义修改如下；无牙颌的正中关系用 Boucher 的定义，其逻辑的严密、对临床指导的实用性、用词的严谨与简洁是优于其他定义的：

1）天然牙列时，正中关系/肌骨稳定关系（Centric relation/ musculoskeletally stable relation is a clinically discernible maxilla-mandibular relationship in which the condyle-disk assemblies are in the anterior-superior position in the glenoid fossae irrespective of tooth contact.）是一种临床上可诊察的上下颌骨关系，在此关系时不受牙接触的影响，双侧盘突复合体在关节窝的前上位。

2）无牙颌时，正中关系[Centric relation is the most posterior relation of the lower to the upper jaw from which lateral movements can be made at a given vertical dimension（Boucher）.]是下颌对上颌最后的关系，在确定的垂直距离上从此可做侧方运动。

50. 正中关系位

Centric relation/Centric relation position

英文定义： Centric relation position：*syn.*, centric relation[GPT9-Pe20].

中文定义： 指下颌髁突位于关节凹居中，而不受限的生理后位[人卫7-P322]。

分　析： 第 1 版 GPT 中既有正中关系（centric relation）一词及其定义，还有正中位（centric position）一词及其定义（The position of the mandible when the jaws are in centric relation.）[GPT1-P11]。从定义看，正中位即为正中关系位。从第 6 版 GPT 开始，把正中关系/正中关系位（centric relation/centric relation position）作为同义词了。第 9 版 GPT 中，centric jaw relation/centric relation/ centric relation position[GPT9-Pe20]都是同义词，也应与原 centric position 是同义词。

从前述对正中关系的分析，道理就比较清楚了：在天然牙列，没有正中关系位；而在无牙颌，在正中关系的范围内，有许多个正中关系位，但在确定的垂直距离上的水平关系中，肯定只有一个正中关系位。

修改定义： 正中关系位：在正中关系的某个垂直距离上的颌位。

二、固定义齿部分

1. 固位

Retention

英文定义： *n.*（15c）：That quality inherent in the dental prosthesis acting to resist the forces of dislodgment along the path of placement[GPT9-Pe77]。

中文定义：

（1） 在预备体上就位良好的修复体，能够固定于其上，并在口腔内行使各种功能时能抵抗各种作用力而不发生移位和脱落的特性。……对应着两种脱位的固位可以分为**轴向固位**（retention）和**非轴向固位**（resistance）[北医 2-P29]。

（2） 可摘局部义齿的固位是指义齿在口内就位后，不因唇颊舌肌生理运动、食物黏着及重力作用而向𬌗向或就位道相反方向脱位[人卫 7-P224]。

分　析： 牛津英汉词典中 retention 定义为："The action of keeping something rather than losing it or stopping it." 有保持、维持、保留的意思。正畸学中的"**保持**"一词，英文也是 retention。其含义[北医口腔正畸学 2-P342]是："保持已获得的矫治效果。"修复学中固位的含义与此不同，但如解释成"保持修复体在位"似乎也有道理。所以固位一词，有可能是朱希涛等前辈们在中国口腔修复学理论体系形成初期特为修复专业的需要意译而成的，以有别于正畸的保持，毕竟保持不是长期的，而固位对任何一种修复体来说都是一个长期的、具体的要求。而且，口腔修复学发展至今，关于固位的衍生词与关联词产生了很多，"固位"之于修复尤其是固定修复，已成了一个不可更改、不可缺少的名词。但将 retention 译为"轴向固位"是值得商榷的（准确含义应是沿就位道向固位），这样译，本来含义是轴向固位和非轴向固位统称的名词，"固位"自身却没有了英文对应词，应该先有固位一词，再细分为轴向和非轴向固位才合乎逻辑。当然，除非再单独定义固定修复体的固位，否则固位的定义应像 GPT 的定义那样，是一个泛泛的但准确适用于所有修复体。

修改定义： 口腔修复体就位后，能抵抗各种作用力而不发生移位和向𬌗向或就位道相反方向脱位的特性。

2. 固位力

英文定义： GPT 无。

中文定义：

（1）人造冠固定在患牙上，不因咀嚼外力而致移位、脱落，这种抵御脱落的力称为固位力[人卫7-P38]。

（2）抵抗脱位的力称固位力，主要由直接固位体提供[人卫7-P224]。

分　析： 该词也是前辈们自造的一个词，最初的几十年固位与固位力两词混用，与力学中的力可区分为拉力、压力、剪切力、扭力等不同，在很长的一段时间内，固位力只是一个含混的概念。后来随着生物力学的研究，将力学的概念与原理应用到口腔医学上，才有了**约束力**、**摩擦力**和**黏着力**等概念。但固位力也不是仅此而已，固定修复体虽是如此，而总义齿的固位力有**大气压力**、**吸附力**和**表面张力**，可摘局部义齿主要靠摩擦力，有了磁性附着体后还有了**磁力**做固位力。

修改定义： 固位力：使修复体获得固位的力量。

3. 固位形

Retention form

英文定义： The feature of a tooth preparation that resists dislodgment of a crown in a vertical direction or along the path of placement; *syn.*, retentive form[GPT9-Pe77]。

中文定义： 为了增加修复体的固位力，根据患牙余留牙体组织的具体情况，在患牙上合理设计并预备成面、洞、钉洞、沟等各种几何形状，这种具有增强固位力的几何形状，称为固位形[人卫7-P38]。

分　析： 固位形一词专用于固定修复的预备体，但GPT专指冠是不对的，嵌体类也有固位形的设计。中文定义中的"面"指的是预备体的**轴壁**，"洞"是**洞形**或**箱型固位形**主要用于嵌体，**钉洞**又称针道，沟又称**轴沟**，后两者都是当不能做出4个轴壁时要用到的、替代其中1个轴壁的**辅助固位形**，有时也用于当轴壁高度不足时。但中文定义中用的"增加、增强"容易产生误解，似乎是额外需要的，而实际上固位形是固定修复设计的基本或根本，是固位力中的约束力与摩擦力的来源，除贴面外的大多数固定修复体，固位形应是固位力的主要来源而不是靠粘接的黏着力。

修改定义： 预备体上为修复体提供固位所设计的几何外形。

4. 固位体

Retainer

英文定义： *n.*(1540): Any type of device used for the stabilization or retention of a prosthesis[GPT9-Pe77]。

GPT译文： 修复体上任何用于稳定与固位的装置。

中文定义：

（1）　是固定桥粘固或粘接于基牙上的那部分构造[人卫 7-P149]。

（2）　是可摘局部义齿用以抵抗脱位力作用，获得固位、支持与稳定的重要部件[人卫 7-P207]。

分　　析：　固定桥有冠内固位体与冠外固位体之分，可摘局部义齿有直接固位体、间接固位体、附着体固位体（也有冠内冠外固位体之分），总义齿也可有附着体做固位体。GPT 的定义将此都概括了。

5. 冠内固位体

Intracoronal retainer

英文定义：　GPT 无。

中文定义：

（1）　包括邻𬌗嵌体与高嵌体，且要有与桥体相连接的邻面。这类固位体在 20 世纪 80 年代以前常用，现已用得很少，因为它不仅外形线长，而且固位力差、抗力差。只适合缺牙间隙小，两基牙邻近间隙恰好有缺损、龋坏或充填体，只需稍加修整即可获得邻𬌗洞形者[北医 2-P113]。

（2）　冠内固位体即**嵌体固位体**，因其固位力差，外形线长，容易产生继发龋。对活髓牙来说，嵌体洞形的预备因需要一定的深度易伤及基牙的牙髓；对死髓牙而言，嵌体起不到应有的保护作用。因此目前临床上已很少采用嵌体作固位体。但如果桥基牙已有龋坏，在去净龋坏后，只需将洞形稍加修整，且缺牙间隙小，咬合力小或对固位体的固位力要求不太高，也可考虑选用嵌体做固位体，符合少磨除牙体组织的原则。此外，嵌体还可以向𬌗面和轴面扩展，形成"**嵌体冠**"，利用冠内和冠外联合固位形以满足固位力的要求[人卫 7-P160]。

分　　析：　按中文定义，冠内固位体一词已很少用或不宜再用，嵌体冠一词，更不宜再用。嵌体是内轴壁固位，冠是外轴壁固位，在一颗牙上，如固位壁设计良好，4 个固位壁就足够了，"冠内和冠外联合固位形"是什么形？用几个固位壁？当固位壁超过 4 个后，共同就位道会非常难找，固位壁越多越难找。而且能做冠时，外固位壁戴冠后预备体上受的是压应力，产生应力集中的概率大大小于嵌体类，就没必要再做嵌体了，所以，在高嵌体与冠之间，没必要再多出一个修复体种类了。

6. 冠外固位体

Extracoronal retainer

英文定义：　Extracoronal retainer: that part of a fixed or removable partial denture uniting the abutment to the other elements of a prosthesis that surrounds all or part of the prepared crown[GPT9-Pe38].

GPT 译文： 是固定或可摘局部义齿的一部分，连接基牙和修复体的其他部分，包绕着所预备的冠的全部或局部。

中文定义：

（1）包括部分冠和全冠。部分冠多采用 3/4 冠，后牙偶用 7/8 冠或近中半冠。其牙体磨除量比全冠少，固位力比嵌体好，对牙体制备技术要求高，取得共同就位道比全冠要困难。全冠为临床应用最广、固位力最强的修复体，包括金属全冠、金属烤瓷全冠、金属树脂全冠和全瓷冠[北医 2-P113]。

（2）包括部分冠和全冠，这是固定桥采用最多，也较理想的一种固位体。其固位力强，牙体切割浅，能够满足美观的需要，能较好地保护基牙牙体组织。部分冠切除牙体组织比全冠少，其固位力比嵌体强。全冠固位体因为覆盖桥基牙的各个牙面，其固位力最强，对桥基牙短小，缺失牙多，桥体跨度长，承受𬌗力大者，全冠是最适合选用的固位体。全冠固位体对于无牙髓活力的桥基牙还有保护作用，并能同时修复基牙的缺损[人卫 7-P160、P161]。

分　析： 第 8 版 GPT 以前，该名词的定义中不包括可摘局部义齿的内容，只定义的是固定桥的冠外固位体。

7. 根内固位体

Intra-radicular retainer

英文定义： GPT 无。

中文定义：

（1）根内固位体即桩冠。自桩核冠产生后，桩冠直接固位体已很少了，两者适应证相同，即牙冠大部分缺损，牙髓已做根治的，因为用桩冠，它的就位道只能沿根管方向，另一基牙预备体必须与该牙根管的就位道方向一致，容易切割过多牙体组织。而桩核冠在一定程度上可与桩成多个方向，因此，核较容易与另一基牙预备体获得共同就位道，更符合保存原则。另外，桩冠作固位体容易造成根折，因根内固位体极易在根管壁产生拉应力，而桩核冠的冠为冠外固位体，冠边缘位于核与牙体组织交界处下方 1.5mm 以下的预备体上，核与牙体组织一起形成抗力，从而减小根内拉应力，不易造成根折[北医 2-P114]。

（2）根内固位体即**桩冠固位体**。其固位作用良好，能够恢复牙冠外形，符合美观要求。根内固位体主要用于经过完善根管治疗的死髓牙。对于某些牙位异常，且没有条件做正畸治疗的患者，可通过根内固位体改变牙的轴向，以此增进美观。目前，因为烤瓷修复技术的发展，根内固位体一般与全冠固位体联合使用，即将根内固位体做成桩核，再在桩核上制作全冠固位体，这样，可更容易获得共同就位道[人卫 7-P161]。

分　析：　按两个定义的解释内容，该词与桩冠固位体两词可以弃用，所谓"联合使用"是有先有后的，桩为核提供固位，根上的牙本质肩领与核一起形成固位形再为冠提供固位，已不能叫根内固位体了。"在桩核上制作全冠固位体"有误，全冠的边缘不能终止在桩核上。

8. 抗力
Resistance

英文定义：　GPT 无。

中文定义：　是指预备体与在其上就位良好的修复体，在口腔内行使各种功能时，能抵抗各种作用力而不发生变形和折断的能力[北医 2-P32]。

分　析：　将 resistance 解释为非轴向固位，大概始于 Shillingburg。在他之前，西文专著中 resistance 的含义一直是 the capacity of withstanding (*sth.*)，与中文的"抗力"一词的含义完全相同。而用 strength 表示抗力非常不妥，该词在力学上是"强度"的意思。

9. 抗力形
Resistance form

英文定义：　The features of a tooth preparation that enhance the stability of a restoration and resist dislodgment along an axis other than the path of placement[GPT9-Pe76]。

中文定义：

（1）　牙体预备体的抗力形就是预备体的形态能够防止牙体组织在受力时出现折断[北医 2-P32]。

（2）　牙体缺损的患牙，在修复完成后，要求修复体和患牙都能抵抗𬌗力而不致被破坏或折裂[人卫 7-P38]。

分　析：　抗力形一词较多用于牙体缺损修复时，尤其在形容嵌体与冠的预备体时常用，但并非牙列缺损修复时用不到，金属材料、任何材料的强度高都不应使医生忽视修复体设计时的抗力形设计：冠边缘的抗力形设计，固定桥架的连接体处的抗力形设计，可摘局部义齿大、小连接体上的抗力形设计等。如𬌗支托与小连接体连接的拐弯处抗力形设计不好，很容易折断，此时，不能说是金属强度有问题，一种金属的强度在哪个部位都是一样的，只能是此处的抗力形没设计好。所以，原意为强度的 strength 一词也不能用来形容抗力形。将固位分为轴向固位（retention，对应反就位道方向的脱位的固位）和非轴向固位（resistance，对应除了反就位道以外其他方向的脱位）（北医版《口腔修复学》第 2 版与 GPT 定义）不妥，将抗力与抗脱位力混淆了，不脱位即固位，往哪个方向的脱位都是脱位，固位本身已经包含了抗旋转脱位的概念。就位道也不一定与牙长轴一致，一个冠、一个固定桥的就位道受多因素影响，设计时不能只考虑牙长轴。轴与牙长轴在修复学中视为同义词。resistance 仍宜译为抗力而非"非轴向固位"，resistance form 仍宜译为抗力形而非**抗脱位力形**。GPT 的定义不好。抗力形也不是仅修复体需要，预备体同样也需要。

修改定义： 抗力形：在预备体与修复体上，为防止受力时折裂而设计的外形。

10. 脱位力

Diaplacement force

英文定义： GPT 无。

中文定义： 使义齿从就位道相反方向脱出的力［人卫 7-P224 ］。

11. 针道

Pinhole

英文定义： A feature of a tooth preparation used to provide retention and resistance to displacement, typically a 1-2mm hole is prepared in the dentin［ GPT9-Pe68 ］.

GPT 译文： 一种牙体预备形式，通过在牙本质内预备 1～2mm 深的洞来防止脱位、提供固位。

中文定义：

（1） 在预备牙上形成针道（ pinhole ），然后将固位针（ 钉 ）插入而获得固位。此种固位方式，与轴沟相似，但因针道较轴沟的接触面积大，所以它的固位效果也较好［ 人卫 2-P64 ］。

（2） **钉洞固位形**是一种比较好的固位形……钉洞的一般要求……钉洞的深度［ 人卫 7-P42 ］。

分　析： 钉洞、钉洞固位形为针道的同名词。仅从译文看，pin 是针；hole 是洞，而钉是 nail，但人体的洞都称为道，如鼻道、耳道等，前辈们将其译为针道是有道理的，可见称钉洞不妥，不应改动。深 2mm、直径 1mm 的针道是同样直径的钻针钻出来的。GPT 的定义较好。

12. 部分冠针道固位形

Pinledge

英文定义： A partial veneer retainer preparation incorporating pins holes to provide retention ［ GPT7-P91，GPT8-P62 ］.

GPT 译文： 一种部分冠固位体上提供固位的包括针道的牙体预备。

中文定义：

（1） 钉洞（针道）固位形是深入牙体内的一种较好地固位形式。其特点是牙体磨除少，固位力较强,应用灵活,常和其他固位形合用[人卫 3-P30]。

（2）　"它是进入牙体内的一种固位形,固位能力强,常作为辅助的固位形。深度一般为 2mm,应进入健康的牙本质内。""针道固位形受力时在牙体组织内产生有害的拉应力,最好用于活髓牙,死髓牙的使用应慎重""在死髓牙针道的深度可适当加深。""针道的直径一般为 1mm。针道应放置在强壮的牙体内,避开髓角等损伤牙髓的位置。""针道的方向应互相平行,并且与修复体的就位道方向一致。"[北医 1-P23、P123]。

分　析： GPT 中该词出现于 1998 年出版的第 7 版 GPT, pinhole 从 2005 年出版的第 8 版 GPT 才有,pinledge 不同于 pinhole,专指部分冠牙体制备时,当一侧的轴沟不能制备时,用两个针道来代替,但要在前牙的舌侧壁上做针道前,首先需要在陡峭的壁上做出一个小平台,然后在小平台的中央沿着就位道进钻,预备好后从舌侧看,看到的是两个小平台与针道的口,在英文里这种平台外形就称 ledge。该词不好翻译,直译为"针架",不达意;意译为"部分冠针道固位形",太长;舍去部分冠三字,又容易与针道相混淆。Incorprating 是"将……包括在内"之意,将针道包括在内,即不仅仅有针道,所以又不同于针道。

13. 切端沟

Incisal offset

英文定义： GPT 无。

中文定义：

（1）　沟固位形的一种,一种常用的辅助固位形。可用于前牙 3/4 冠的预备。
切端沟的预备:用锥形钻在切端磨除面内预备 V 形切端沟,连接近远中轴沟,切端沟的唇侧与舌侧宽度比为 2∶1[北医 2-P47]。

（2）　切端沟预备:用倒锥形车针或火焰形车针在切缘预备好的平面上,做出一平行于切嵴的 0.5mm 深、1mm 宽的切嵴沟,沟的两端与邻面轴沟的开口相连[人卫 7-P109]。

14. 邻轴沟

Adjacent axial offset groove

英文定义： Groove *n.*: A long narrow channel or depression, such as the indentation between tooth cusps or the retentive features placed on tooth surfaces to augment the retentive characteristics of crown preparations[GPT9-Pe44]。

中文定义：

（1）　部分冠修复设计主要以保留唇颊壁牙体组织为目的,并通过采用邻轴沟的方法来获得固位。邻轴沟的设计对部分冠的美观和固位起着决定性的作用。

邻轴沟的设计包括邻轴沟的位置、方向和形态、深度等因素。

1）轴沟的位置：一般位于唇颊轴线角与颊侧接触点之间。轴沟应在邻面磨除量以内，尽量靠唇颊侧，覆盖尽可能多的牙面，以获得最大固位力。但是为了不暴露金属，轴沟唇侧壁的竖斜面（flare）不应超过邻唇或邻颊轴线角。

2）轴沟的方向：轴沟的方向应与部分冠的就位道一致，在前牙应与唇面切 2/3 平行、在后牙与牙体长轴平行。3/4 冠近远中两轴沟应相互平行，𬌗（切）向聚合度为 6°。

3）轴沟的形态：轴沟的舌侧壁应与邻面呈直角，以抵抗部分冠向舌侧脱位。其唇颊壁应稍向外扩展，预备竖斜面，去除薄弱牙体组织。

4）轴沟的深度：轴沟的深度应在龈端为 1mm，在𬌗面或切端稍浅。长约 4mm，止于外形线上 0.5mm[北医 2-P47]。

（2）　邻轴沟的预备：用适当粗细的平头锥形车针，在预备好的三个邻面上尽量靠近颊侧的位置，与舌侧壁平行，在边缘肩台 0.5mm 以上做出 2 个深度≥1mm 且互相平行的轴沟，前磨牙 3/4 冠要求抵抗舌侧脱位的力量比前牙大，所以其轴沟内舌侧壁必须十分明确，最好与邻面轴壁成直角或略小于 90° 角，轴沟内颊侧壁可形成斜面直达边缘[人卫 7-P109]。

分　　析： 这几个词目前应用得不多了，针道两个词是因部分冠应用的大大减少，切端沟、邻轴沟也是。但在磨牙的临床冠较短做金属全冠时，轴沟 / 沟固位形依然常用，但磨牙做轴沟不一定在邻面，尤其下颌磨牙，放在颊侧较多。

修改定义： **轴沟 / 沟固位形**：泛指一切在预备体轴壁上制备出的沟状辅助固位形。

邻轴沟：即在部分冠预备体的邻面上制备出的轴沟。

15. 环抱固位形

英文定义： GPT 无。

中文定义： 是基本的固位形式，每一个修复体都应尽量利用，它磨切牙体组织较浅，对牙髓的影响较小[人卫 7-P42]。

分　　析： 该名词最早出现于 1980 年人卫版《口腔修复学》第 3 版教材中[人卫 3-P30]，当时的定义为："是冠修复最基本的固位形式。其特点是固位力强，牙体切割表浅，对牙髓影响小，提供的粘接面积大。"之前几十年在朱希涛教授主编的任何固定修复学教材里都没有该名词。

环抱用于形容圆环形卡环对基牙的环抱是很贴切的，环抱的本义是围绕，是水平向发出的包绕。如果一个可摘局部义齿的基牙，经少量预备后即合乎放置圆环形卡环的要求，那么该基牙的冠部外形完全可以说拥有了环抱固位形。

"针道，轴沟"一般被称为辅助固位形，其含义是人们认可已有一个**基本固位形**在先。"The essential element of retention is two opposing vertical surfaces in the same preparation."（Shillingburg. Fundamentals of Fixed Prosthodontics.3rd. P119）基本固位形是两个相对的轴壁，是修复学的常识之一，但以往没给命名。颊侧、舌侧，近中、远中，都是相对的产生固位力的轴壁，全冠是外轴壁（external surfaces），嵌体是内轴壁（internal surfaces），这些词在经典专著中都可找到出处与根据。当作部分冠时不得不少预备了一个轴壁时（指唇或颊侧壁，但仍有近中与远中两个相对的轴壁），用邻轴沟或针道来代替该轴壁；做全冠当轴壁高度不足、聚合度不理想时，加轴沟。所以才有辅助固位形之说。全冠有两对儿相对的轴壁，只要轴壁有足够高度、聚合度小，固位力就好！本来已有很清楚的逻辑关系，是否还需要命名一个"环抱固位形"？轴壁固位形？侧壁固位形？还是再分为全冠固位形？嵌体固位形？都不理想，行业内本已抽象提炼出的名词与概念够用了时，就不应再起这样一个并不专有的词做专有名词，而且还制造混乱，再例如，桩的固位形怎么命名？能不能也称环抱固位形，再加一个内字，定义又需要改。可见，还是原来的内轴壁命名概括的更清楚，桩道是两个相对的内轴壁做固位形，只不过断面近似圆形或椭圆形。

所以，环抱固位形一词不宜再用。

16. 洞固位形 / 箱状固位形

Box form

英文定义： GPT 无。

中文定义：

（1）洞固位形是进入牙体内的具有特定形态的洞，是嵌体的主要固位形[北医2-P31]。

（2）牙体缺损，特别是由龋病产生的缺损，常已形成龋洞，可利用其作为固位之用[人卫7-P44]。

分　析： 嵌体洞形、窝洞分类，都是已使用了上百年的词汇，现又在固定修复中重新命名为洞固位形是没有意义的，G.V.Black 将洞分为五类，哪一类洞形没固位形的要求？又如何能抽象地提取出洞固位形的含义？但如狭义地使用该词，将其定义为做全冠时，如预备体在近中或远中因龋坏导致的缺损，比轴沟大而宽，但又无需再作充填，更不需要做桩核，可去腐后做成一个小箱状的辅助固位形，如同增加了一个大轴沟的辅助固位形，此时将其命名为箱状固位形还是比较达意的。

17. 鸠尾

Dovetail

英文定义： *n.*（1565）: A widened portion of a prepared cavity used to increase retention and/or resistance[GPT9-Pe33]。

中文定义：

（1）　预备洞形的扩展部分用于增加固位和／或抗力[GPT 译文]。

（2）　鸠尾是一种机械固位结构，多用于双面洞。后牙邻𬌗面洞在𬌗面作鸠尾，前牙邻面洞在舌面作鸠尾。此种固位形的外形似斑鸠的尾部，由鸠尾峡和膨大的尾部构成，借助于狭部的扣锁作用防止充填修复体从与洞底呈水平方向的脱位[人卫牙体牙髓病学4-P62]。

修改定义： 邻𬌗/舌嵌体需抵抗𬌗/舌向脱位力和邻向脱位力，鸠尾是抵抗邻向脱位力的一种辅助固位形。

18. 鸠尾峡

Isthmus

英文定义： GPT 无。

A narrow connection between two bodies or parts.(S Jablonski. Illustrated Dictionary of Dentistry. Philadelphia：W.B.Saunders Company，1982：430).

中文定义： 鸠尾峡为鸠尾固位形中的狭窄部分[北医牙体牙髓病学1-P292]。

19. 聚合度

Taper

英文定义： In dentistry，the convergence of two opposing external walls of a tooth preparation as viewed in a given plane. The extension of those average lines within that plane form an angle describe as the angle of convergence[GPT8-P76]。

In dentistry，the angle，measured in degrees as viewed in a given plane，formed between an external wall and the path of placement of a tooth preparation or machined surfaces on a metal or ceramic material when prepared for fixed dental prosthesis[GPT9-Pe85]。

中文定义： 无。

分　析： 在国内教材中，聚合度一词只用未解，没有定义。这应是一个几何名词还是一个化学名词？从口腔修复学的应用看，无疑应是前者。聚合为聚集到一起之意，此处用的应该是此意，即预备体的两个相对轴面在延长线上的相聚倾向。

但在化学上单体结合成高分子化合物也称聚合，聚合度是衡量聚合物分子大小的指标。英文名是 degree of polymerization，与 taper 完全是两个词。可见，有可能是 20 世纪初叶口腔修复学的前辈们在译该词时，尚未有该高分子化学名词问世。Taper，中文相应的通用译词有：斜度、锥度、坡度和拔斜率。选用哪个好？还是继续用聚合度？如果继续用聚合度，口腔修复材料中的树脂类都是高分子材料，不同材料性能解释时会用到哪种材料的聚合度是多少，不同材料比较时会用到彼此的聚合度的是多大，差别是多少等。按先来后到原则是修复专业先用的，但也可两个专业协商，我们保留他们改，或他们保留我们改。在 taper 的 4 个中文译名中，"斜度""坡度"是单面的，"锥度"是多面的，锥有圆锥、方锥、三棱锥等，中文定义为柱状物体的横剖面向一端逐渐缩小的形式。第 8 版 GPT 定义中用到的 convergence 与 taper 是近义词，如译为**"会聚度"**，似乎也可用，但都不如聚合度表达两面相聚更形象，比第 9 版 GPT 定义更合乎专业而不是合乎几何学，在改动之前继续用该词并加上第 8 版 GPT 定义做解释吧！

第 8 版 GPT 译文为在牙医学中，聚合度指在某一平面中，预备体的两个相对外轴面在该平面中延长线的相交角度。

20. 倒凹

Undercut

英文定义： *n.*（1859）:（a）The portion of the surface of an object that is below the height of contour in relationship to the path of placement.（b）The contour of a cross-sectional portion of a residual ridge or dental arch that prevents the insertion of a dental prosthesis.（c）Any irregularity in the wall of a prepared tooth that prevents the withdrawal or seating of a wax pattern or indirect restoration[GPT9-Pe89].

中文定义：

（1）观测线龈方是倒凹区。……基牙倒凹的深度是指导线观测器的分析杆至基牙倒凹区牙面间的垂直距离[人卫 7-P202、P224]。

（2）在牙冠轴面和组织表面，位于观测线牙龈方向的区域称为倒凹或倒凹区，观测线𬌗面方向的区域称为非倒凹区，分为牙齿倒凹和组织倒凹[北医 2-P169]。

分　析： 倒凹是个中西通用的工科名词，又称为**底切**、**下切**、**侧凹**等。在口腔科，如 GPT 与教材所言，固定预备体的轴壁上不能有倒凹；可摘局部义齿的基牙要放置固位臂卡臂尖的牙面处则需要有倒凹；剩余牙槽嵴的颊舌侧如有倒凹则会导致活动义齿戴牙时疼痛。可见，倒凹有时是有用的；有时是有害的，要去掉。

修改定义： 倒凹：任何与修复体就位、固位有关的轴壁上的内凹区称为倒凹。

21. 共同就位道

Path of placement

英文定义： The specific direction in which a prosthesis is placed on the residual alveolar ridge，abutment teeth，dental implant（s），or attachments；*syn.*，path of insertion[GPT9-Pe67].

中文定义：

(1) 修复体就位于剩余牙槽嵴、基牙、种植体或附着体的特定方向［GPT 译文］。

(2) 因固定桥的各固位体与桥体连接成一个整体，固定桥在桥基牙上就位时只能循一个方向戴入，所以各桥基牙间必须形成共同就位道［人卫7-P158、P159］。

分　析： 前辈们将"就位道"加上了"共同"两字是有道理的［人卫1-P182］。"为了修复体的就位，必须消除轴面的倒凹，使各轴面能近于平行，以取得共同就位道。"一个修复体，无论多小，如嵌体，至少也有 3~4 个硬组织的轴壁，外形复杂时还不止；一个桩的根管内壁，圆形也好椭圆形也好，360° 从根面至底部也不能有倒凹；一个冠，全冠也好部分冠也好，至少 4 个轴壁；一个三单位固定桥，两个基牙至少 8 个轴壁；一个可摘局部义齿，有多少个邻面板、多少个卡体，就有多少基牙上的就位道，还不包括剩余牙槽嵴上的；一个单颌总义齿，二、三、四类没就位道了，一类无牙颌时，剩余牙槽嵴唇颊舌侧是有就位道的。各类义齿在这些不同的壁、不同角度、不同侧面之间要获得一个就位道，不是共同的又能是什么的呢？

修改定义： 共同就位道：修复体戴入时所有相关固位轴壁（面）之间相一致的就位方向。

22. 嵌体

Inlay

英文定义： A fixed intracoronal restoration; a dental restoration made outside of a tooth to correspond to the form of the prepared cavity, which is than luted into the tooth［GPT9-Pe49］.

中文定义： 是一种嵌入牙体内部，用以恢复缺损牙体形态和功能的修复体。……与直接充填不同，嵌体是一种在模型上制作，用粘固剂或粘接剂固定在牙体缺损区的间接修复体［人卫7-P101］。

23. 高嵌体

Onlay

英文定义： A partial-coverage restoration that restores one or more cusps and adjoining occlusal surfaces or the entire occlusal surface and is retained by mechanical or adhesive means［GPT9-Pe63］.

中文定义：

(1) 部分嵌入牙冠内、部分高于牙面的修复体称为高嵌体［人卫7-P101］。

(2) 由 MOD 嵌体演变而来的覆盖整个𬌗面的称为高嵌体［北医2-P35］。

分　析： 还是 GPT 的定义较严谨，中文定义中的"高于牙面"容易产生误解，高嵌体尤其树脂高嵌体不一定"覆盖整个殆面"。但固位方式不需要再强调了。

修改定义：　当嵌体同时也用于修复牙尖与部分或全部殆面时为高嵌体。

24. 冠

Crown

英文定义：　An artificial replacement that restores missing tooth structure by surrounding part or all of the remaining structure with a material such as cast metal alloy, metal-ceramics, ceramics, resin, or a combination of materials[GPT9-Pe27]。

中文定义：　冠是一种罩盖牙冠表面的固定修复体，用以修复缺损牙冠的外形与功能[人卫2-P91]。

分　析：　冠，名词读 guān；动词读 guàn。中文字典里对冠的定义是："形状像帽子或在顶上的东西"。固定修复学的前身是冠桥学，桥是固定局部义齿的简称；冠，在这里，是**冠类修复体**的简称。"罩盖"也好，"覆盖"也好，再加上中文对冠的定义，容易使人有：帽，表面一盖、一罩的东西。但，再薄的帽子也有厚度，冠，作为修复体，正常情况下却是不可以增加原有牙冠的高度与厚度的。所以，"覆盖牙冠表面"是易于产生歧义的，相对于嵌体定义的"嵌入牙冠内的修复体"，虽然并列与对比关系明显，但，嵌体是嵌入原牙冠内的，冠却不是盖在原牙冠表面的，而是罩在牙体预备体或桩核预备体上的。前辈们用罩不用覆是有道理的，平面遮盖为覆，立体遮盖为罩。

修改定义：　冠类修复体的简称，是罩盖临床冠预备体的表面，用以修复牙体缺损的固定修复体。

25. 全冠

Complete crown/Full veneer crown/Artificial crown

英文定义：　A restoration that covers all the coronal tooth surfaces[GPT8-P25]。

中文定义：　覆盖全部牙冠表面的修复体[北医2-P24，人卫7-P29]。

修改定义：　罩盖全部临床冠预备体表面的修复体。

26. 部分冠

Partial veneer crown/Partial crown

英文定义：　A restoration that restores all but one coronal surface of a tooth or dental implant abutment, usually not covering the facial surface[GPT8-P60]。

中文定义：　覆盖部分牙冠表面的修复体[北医2-P24，人卫7-P29]。

修改定义：　罩盖牙冠大部分表面的修复体。

27. 金属全冠

Metal full crown

英文定义： GPT 无。

中文定义：

（1） 以铸造工艺过程制作的金属全冠修复体[北医 2-P25]。

（2） 是采用失蜡法铸造而成、覆盖牙冠𬌗面及所有轴面的金属全冠修复体[北医 2-P41]。

（3） 由铸造工艺完成的覆盖整个牙冠表面的金属修复体[人卫 7-P55]。

（4） 以金属材料制作的全冠修复体[北医 2-P24，人卫 7-P29]。

分　析： 按以上定义等于同义词是**铸造金属全冠**（cast full metal crown），GPT 也无定义，但曾有过**锤造金属全冠**（swedged crown）。

28. 非金属全冠

Non-metal full crown

英文定义： GPT 无。

中文定义： 以树脂、瓷等修复材料制作的全冠修复体[北医 2-P25，人卫 7-P29]。

29. 树脂全冠

Composite resin crown

英文定义： Resin crown: A resin restoration that restores a clinical crown without a metal substructure[GPT9-Pe76]。

中文定义： 以各种树脂材料制作的全冠修复体[北医 2-P25，人卫 7-P29]。

30. 全瓷冠

Ceramic crown

英文定义： A ceramic fixed dental prosthesis that restores a clinical crown without a supporting metal framework[GPT9-Pe20]。

中文定义：

（1） 以各种全瓷材料制作的全冠修复体[北医 2-P25，人卫 7-P29]。

（2） 全部由瓷粉经高温烧结而成的全冠修复体[北医 2-P68]。

（3） 以陶瓷材料制成的覆盖整个牙冠表面的修复体[人卫 7-P93]。

分　析： "中文定义（1）、（3）"中不论制作方法，就涵盖了切削与 3D 打印等，但 GPT 定义中的无金属基底又需要全部一词。

修改定义： 全部以瓷材料制作的全冠。

31. 金属烤瓷冠

Porcelain fused to metal crown

[**同义词**] **金属烤瓷全冠**, **金瓷冠**(metal-ceramic crown), **金属烤瓷联合冠**

英文定义： Metal ceramic restoration: A tooth or/and implant retained fixed dental prosthesis that uses a metal substructure upon which a ceramic veneer is fused[GPT8-P52].

中文定义：

（1） 在真空高温条件下在金属基底上制作的金瓷复合结构的全冠[北医2-P25, 人卫7-P29]。

（2） 瓷粉经过高温烧结熔附于金属内冠表面而形成的全冠修复体[北医2-P50]。

（3） 由低熔烤瓷真空条件下熔附到金属基底冠上的金-瓷复合结构的修复体[人卫7-P76]。

分　析： 前边说高温, 后边说低熔, 易引起误解。

修改定义： 瓷粉经过烧结熔附于金属基底上而制作的金瓷复合结构的全冠。

32. 基底冠

Coping

英文定义： Coping *n.*(*ca.* 1909): A thin covering or crown made of metal alloy or ceramic that is luted to an abutment supporting an overdenture, fixed partial denture, or fixed complete denture; *editorial note for usage*: the metal casting for a metal-ceramic crown or fixed partial denture is referred to as a framework[GPT9-Pe26].

中文定义： 无。

分　析： 第9版GPT对该词与前面几版的解释不一样, 之前coping定义的是内冠或冠, framework定义的是铸造局部义齿的支架。固定局部义齿的内部支架固然也可称支架, 但一个单冠的内冠也称支架就不如coping达意了。

　　　　内冠与基底冠曾作为同义词应用多年, 内冠, **试内冠**即试基底冠。**铸造金属基底冠**或**金属基底**(cast metal coping)出现最早, 后有的**金沉积基底冠**(gold electroformed coping), 近年来又有了**瓷基底冠**(ceramic coping)。基底冠应该是冠基底的含义, 即要在其上烤瓷、烤饰瓷, 因而, 基底冠在此比内冠更为达意。内冠在套筒冠应用的早期曾被称为**金属顶盖**、**筒状顶盖**和**冠帽**等[人卫3-P300], 现已专指套筒冠固位体的内冠。

定　义： 用于承载冠外层饰瓷的由金属或瓷预先制作的薄层冠状基底。

33. 密合度

Marginal adaptation or marginal fitness

英文定义： Adaptation *n.*（1610）：（a）The degree of fit between a prosthesis and supporting structures.（b）The degree of proximity of a restorative material to a tooth preparation［GPT9-Pe7］.

GPT译文： 修复体与支持组织之间的匹配性或修复材料对牙体预备的接近度。

中文定义：

（1）修复体边缘形态，也就是预备体终止线形态的设计和选择要考虑到**边缘密合度**、修复体材料的强度、修复体的美观、牙龈的健康等因素［北医2-P27］。

［同义词］修复体边缘的适合性

（2）修复体的边缘是修复体组织面与预备体之间接触界面唯一可以与口腔环境发生连通的区域，修复体的边缘应与相邻预备体的终止线紧密贴合无间隙，而且形态协调一致。修复体边缘的密合可以防止粘接水门汀的溶解、继发龋的产生和牙菌斑的附着［北医2-P28］。

分　析： GPT的定义较好，用词准确、简练，无论是匹配性，还是接近度，都是对密合度的良好解释。

密合度的含义不仅是边缘的密合度，而是修复体与整个支持组织之间，修复材料与所要接触的全部牙体预备的接触面之间都需要有一定的密合度才行。

34. 边缘

Margin

英文定义： *n.*（14c）：The outer edge of a crown, inlay, onlay, or other restoration, a boundary surface of a tooth preparation is termed the finish line or finish curve［GP9-Pe55］.

中文定义：

（1）牙冠、嵌体、高嵌体或其他修复体的外部边缘。牙齿预备体边界的表面被称作终止线或终止曲线［GPT译文］。

（2）修复体戴入到患牙的牙体预备体之上，修复体的组织面与预备体表面紧密接触，修复体组织面与预备体之间接触界面的外缘线是唯一可以与口腔环境发生连通的区域，称为修复体的边缘［北医2-P27］。

分　析： 此处GPT的定义易产生误解，第2句话实际是finish line的"英文定义（b）"的补充，按第1句话，只有修复体的边缘才称边缘，第2句话，预备体的边缘又称终止线。

这是一个两难的选择：只把修复体的边缘称边缘，但任何固定修复体的边缘都与预备体的边缘相接。做窝洞预备，何处的边缘不是边缘？不称边缘而称终止线，那嵌体的边缘线长这个概念又该如何讲？西方文献中涉及边缘的用词太多，如 finish line，margin，gingival termination，shoulder，edge，chamfer，bevel。我们有必要分开后选择性应用。

边缘应该是统称，修复体的边缘与预备体的边缘都是边缘。但具体到边缘形态，如不进一步细分就不达意了，此时应有专指名词或加形容词。修复体的边缘，何时需要进一步细分？在冠类预备体的颈部边缘涉及设计与制备时，需要细分；嵌体类预备体根据不同缺损不同部位的边缘形态设计不同，也需要细分。在边缘与终止线之间如需做一个选择，用词原则应是使用频率高的用字少的，建议"终止线"限指金瓷结合线与金塑结合线，而将所有修复体与预备体的边缘都叫边缘，而后再展开预备体上各种不同边缘的叫法。

修改定义：　修复体上组织面与抛光面的交界与预备体上预备的外形与保留牙面的交界处都称边缘。

35. 终止线

Finish line

英文定义：　*n.*（1899）：（a）A line of demarcation determined by two points.（b）In dentistry, the junction of prepared and unprepared tooth structure with the margin of a restorative material.（c）The planned junction of different materials[GPT9-Pe40].

中文定义：

（1）　用两点确定的分界线；牙医学中，牙齿制备之处的与没制备之处与修复材料的接合处；设计的不同材料的分界[GPT 译文]。

（2）　牙体预备体上与修复体边缘相对应的部位[北医 2-P27]。

分　析：　"英文定义（c）"既可用于固定的**金瓷结合线**，又可用于活动义齿的**金塑结合线**。中文定义见边缘一词的分析。

36. 肩台终止线

Shoulder finish line

英文定义：　*n.*：A finish line design for tooth preparation in which the gingival floor meets the external axial surfaces at approximately a right angle[GPT9-Pe80]。

中文定义：　无。

分　析：　为牙体预备所设计的终止线，龈阶以近似直角与外轴壁相接处[GPT 译文]。

该词按定义，指的是肩台与轴壁交汇的线角。肩台只有设计为有角肩台时才会有这条线，其他的没有。而设计有角肩台时，最应注意的是残壁的保存、就位道、聚合度、肩台的𬌗龈向位置与牙龈的关系、牙本质肩领的高低，其次是肩台的完整性、均匀程度和光滑度等, 这取决于前者, 如做金瓷冠可邻面与舌面都做刃状边缘, 弧角肩台也没有这个线角。所以, 360° 有角肩台时此线角最明显, 也有可能 360° 都没有, 也有可能只唇颊侧有。

该词最大的问题是与 finish line 的"英文定义 (b)"有冲突, 如用"英文定义 (b)", 则此处应指的是肩台的边缘处, 因为只有此处才是制备的与未制备的与修复体的接合处。毕竟 shoulder finish line 是 finish line 的衍生词。

37. 龈边缘

英文定义: GPT 无。

中文定义:

（1）   修复体与牙龈相近或接触的边缘 [北医 2-P27]。

（2）   修复体龈边缘位置设置的三种观点……修复体龈边缘位置、密合度与组织健康的关系……修复体龈边缘外形的选择应用…… [人卫 7-P36]。

分 析: 边缘龈、龈边缘, 仅字序之差, 很容易产生误解。marginal gingiva 在组织学与牙周病学里译成**边缘龈**, 与 free gingiva **游离龈**是同义词, 其命名、定义都很清楚。龈边缘按中文定义是靠近牙龈处的修复体边缘。但这就会产生一个问题: 靠近牙龈的叫龈边缘, 不靠近牙龈的叫什么呢? 冠边缘? 轴边缘? 邻边缘? 𬌗边缘? 可见, 该词无法产生并列关联词。

估计该词产生于应用已久的修复体龈缘一词。修复体龈缘本来与牙龈的龈缘就易混, "修复体龈缘的位置……位于龈缘或龈嵴顶平齐处"; "在开始时有 65% 修复体的龈缘位于龈缘之下, 而 5 年之后, 在龈缘之下者仅占 41%" [人卫 2-P59、P60]。修复体的龈缘与边缘龈的龈缘, 是两个完全不同的事物, 用了完全相同的词来表述是不对的。

所以, 龈边缘一词不该再用。是牙龈的, 则称边缘龈或游离龈; 是修复体的, 则称边缘。冠的边缘本来就在靠近牙龈处, 嵌体的不同部位的边缘可以部位加边缘命名, 如𬌗面边缘、邻面边缘等。

38. 龈上边缘

英文定义: GPT 无名词、无定义, 只有形容词"龈上的"。

Supragingival *adj.*: (a)Located above the gingiva. (b)That portion of a natural or artificial tooth that is coronal to the gingival crest [GPT9-Pe84]。

中文定义: 修复体龈边缘位于牙龈嵴顶以上, 不与牙龈接触 [北医 2-P27]。

分 析: 龈上边缘与平龈边缘只是相对于龈下边缘的概念, 可用, 但当修复体的边缘位龈上时, 预备体或修复体与牙龈都没什么关系, 预备伤不到, 不用排龈, 戴牙可直视,边缘密合度容易检查,产生悬突的可能性没有了,也就命名或定义的意义不大了。平龈边缘不确切,应是平齐龈嵴顶的边缘,但这是一句话而不是一个词了,所以,GPT 对龈上边缘与平龈边缘二词没命名、没定义不是没道理的。

39. 龈下边缘

Subgingival margin

[同义词]　**龈沟内边缘**

英文定义:　The restoration margin or tooth preparation finish line that is located apical to the crest of free gingival margin[GPT9-Pe83].

中文定义:　修复体龈边缘位于龈沟内,为牙龈所覆盖[北医 2-P27]。

修改定义:　修复体或预备体位于龈沟内的边缘。

40. 刃状边缘

英文定义:　GPT 无。

中文定义:　这种边缘牙体组织磨除量少,但是修复体边缘的位置不易确定,边缘过薄,蜡型易变形,修复体边缘强度不足,只能用于强度高的金属边缘[北医 2-P27,人卫 7-P37]。

分　　析:　在历史上,颈缘的牙体预备分为有肩台与无肩台牙体预备两种方法[人卫 2-P110],这实际上也是对肩台类型最合逻辑的分类,即分为**有肩台**与**无肩台**两类,有肩台再细分为什么样的肩台,无肩台即为刃状边缘。但中文里“无”没有数学里“零”的地位,所以无肩台没有被广泛接受与应用。尽管从刃状边缘不难推理出是后来修复体的截面外形,而肩台是预备体的断面外形,两者不应同时应用或归于一词,但这就是习惯的作用,刃状边缘一词得到了认可,而无肩台一词被遗弃了。但嵌体的𬌗面边缘、邻面边缘也都有可能是刃状边缘,这是边缘性能好的金属修复体的必然产物,没必要磨那么多,所以刃状边缘不仅仅只用于冠的颈缘。无肩台牙体预备的结果即要制作出冠的刃状边缘。口腔修复学相关教材中并没有明确的刃状边缘的定义,是优缺点的描述;GPT 无命名,但经典固定修复学的名著——*Tylman's theory and practice of fixed prosthodontics*(第 8 版,第 134 页)中有 knife-edge 一词,其他文献中还有 cutting edge 这样一个相同词义的名词。从牙体预备量上,在所有预备体的边缘设计中,最符合牙体组织保存原则的是刃状边缘,在后牙非美观区、用金属嵌体、高嵌体、金属冠 / 内冠的时候用。在临床上,刃状与楔状不易区别,可以理解为刃窄而楔宽,可都称刃状。全瓷修复体越来越多用弧角肩台,但只要有金属修复体的应用,就会用到刃状边缘。

修改定义：　用金属修复体时预备体边缘的一种，在颈部则为无肩台设计，修复体完成后此处边缘呈刃状。

41. 斜面

Bevel

英文定义：　*n.*（1611）: A slanting edge[GPT9-Pe15].

中文定义：

（1）　斜面（bevel）：一般为 45° 角斜面，可以增加边缘的密合度、保护边缘薄弱的牙体组织，如无基釉等[北医 2-P27]。

（2）　**斜面边缘**（bevel edge）：一般为 45° 斜面。当龋、楔状缺损或以前的修复体已经形成了颈部斜面时，修复体可选用斜面边缘，其优点是能消除无基釉。斜面只能用于强度高、边缘性能良好的金属边缘。**斜坡**多用于嵌体洞形的𬌗面洞边缘，嵌体邻面形的颊舌轴面和 3/4 冠邻面轴沟的颊舌轴面的竖斜面[人卫 7-P37]。

（3）　**洞缘斜面**：在箱状洞形的洞面角处做成斜面，其作用是为了防止无支持的牙釉质折断，以保护薄弱的洞壁和脆弱牙尖，也可使修复体边缘与洞形边缘更加密合，使粘固剂不易被唾液所溶解[人卫 7-P44]。

分　析：　该斜面只在金属修复体的预备体上应用，修复体相对于此处的局部结构是刃状边缘。嵌体预备体𬌗面上的边缘设计的斜面称洞缘斜面或**洞斜面**很达意，再来一个斜坡这样的非专有名词没必要。斜面边缘一词实际说的是钝角肩台，但远无钝角肩台达意。beveled shoulder 或 shoulder with bevel 译为"**带斜面的有角肩台**""**带斜坡肩台边缘**"和"**加斜面肩台**"都可，但以后者较简明，将斜面一词用于形容肩台可以，但不宜直接以此命名肩台。

修改定义：　在洞形的洞缘或肩台的边缘处再预备出的斜面。

42. 无角肩台

Chamfer

[同义词]　**凹槽边缘**

英文定义：　*n.*:（a）A finish line design for tooth preparation in which the gingival aspect meets the external axial surface at an obtuse angle.（b）A small groove or furrow.（c）The surface found by cutting away the angle of intersection of two faces of a piece of material a beveled edge[GPT9-Pe20].

GPT 译文：　①牙体预备体的终止线在龈端以钝角与外部轴面相交；②一条小沟或槽痕；③通过切掉一块材料两面相交的角所形成的表面。

中文定义：

（1）修复体边缘有足够的厚度，边缘的位置明确，容易制作。边缘的宽度一般为 0.5mm[北医 2-P28]。

（2）修复体边缘有一定的厚度，能保证边缘的精确性[人卫 7-P37]。

分　　析：无角肩台一词产生较晚[人卫口腔固定修复的临床设计 -P49]。教材曾用名：**浅凹形边缘**[人卫 6-P74]，但又说："金瓷冠唇面的浅凹是深浅凹型"，多别扭。浅凹形边缘也好，凹槽边缘也好，都是将通用词典的译法放在了专业名词上。chamfer，首先应是肩台的一种，其有别于有角肩台之处在于其两面相交之处的圆钝外形，这是借鉴材料力学杆件的一个设计：为防止变截面处应力集中的弧角设计。有角肩台有直角、钝角和锐角之分，有明显的角，确实使肩台清晰，能保证修复材料的厚度，但也易于造成应力集中而使预备体受力时折断，该材料力学概念被广泛接受后，为防止应力集中，弧角设计应用的越来越多，该怎么命名呢？浅凹或凹槽，在中文里都是平面上的凹陷之意，不达意；其首先应是肩台的一种；而后是弧角，不是直角，不是钝角，也不是锐角。所以称为弧角肩台最确切，也最符合设计来路；称为无角肩台是普通几何上相对于有角的无角，不如材料力学的弧角更准确。

修改命名：弧角肩台。

修改定义：肩台的一种，肩台与轴壁的交角为弧角。

43. **深无角肩台**

Heavy chamfer

[同义词]　**深凹槽边缘**（heavy chamfer edge）

英文定义：GPT 无。

中文定义：

（1）增加无角肩台的宽度，形成深无角肩台[北医 2-P28]。

（2）增加凹槽边缘的宽度。修复体边缘具有足够的厚度，准确清晰[人卫 7-P37]。

分　　析：肩台应有大小或宽窄之别而无深浅之分，heavy 在此也是大的意思或超出一般之意。

修改命名：宽弧角肩台。

修改定义：宽度较大的弧角肩台。

44. **有角肩台**

Shoulder

[同义词]　**肩台边缘**

英文定义： Shoulder finish line *n.*: A finish line design for a tooth preparation in which the gingival floor meets the external axial surfaces at approximately a right angle[GPT9-Pe80]。

中文定义：

（1） 修复体边缘有足够的厚度，一般为 1.0mm，边缘位置明确，但需磨除牙体组织较多 [北医 2-P28]。

（2） 一般为 90° 直角肩台，宽 1mm，边缘位置明确，能为陶瓷提供足够的空间，满足强度及美观的要求[人卫 7-P38]。

分　析： 有角肩台又可简称为肩台，曾是最流行的肩台设计形式，肩台与轴壁相交成角，分为钝角、直角和锐角三种。360° 肩台又称 full shoulder（ GPT9 中未收录 ）。将钝角肩台称为斜面边缘是不对的，因为还有加斜面肩台，肩台是颈部边缘不设计成刃状边缘而设计成有一定宽度时的专有名词，而边缘不一定特指颈缘，金属邻𬌗嵌体预备体的邻面边缘就常用斜面边缘。将肩台称为肩台边缘是重复了，肩台本来就是所设计的边缘的一种。

修改定义： **肩台**：预备体颈部边缘设计成有一定宽度时称为肩台。

有角肩台：**钝角肩台**、**直角肩台**和**锐角肩台**的统称，肩台与轴壁的交角为相应的角度。

45. 有斜面的有角肩台

Shoulder with bevel

[**同义词**]　**带斜坡肩台**

英文定义： GPT 无。

中文定义：

（1） 有角肩台边缘与斜面联合使用[北医 2-P28]。

（2） 斜坡与深凹槽及肩台边缘联合使用，形成冠周金属领圈，增加边缘密合度，保护边缘薄弱的牙体组织。斜面能消除无基釉，但同时也减少了肩台的厚度，致使颈部美观性受到影响[人卫 7-P38]。

分　析： 在 bevel 一词的解析中已述及，该词宜称加斜面肩台。金瓷冠预备体肩台预备好后，在肩台的边缘处再制备出一圈斜面。将来由金属内冠的边缘覆盖。但现在用的已经很少，其原因为：不宜用于前牙；用于后牙的龈上边缘时有弧角肩台或刃状边缘可替代；用于后牙的龈下边缘易伤到沟内上皮。适应证为：拆冠后、还做金瓷冠、原肩台边缘有继发龋、但不需要肩台往龈向重新制备，可修改成加斜面肩台。

46. 有圈边缘

英文定义： GPT 无。

中文定义：　金－瓷修复体边缘有金属颈圈为有圈边缘。唇侧或颊侧能见到金属基底形成的颈圈型设计称为有圈边缘。这种设计可充分保证冠边缘的适合性，而颜色为金属，因此美观性难以保证。基牙的边缘为斜面型或肩台型[人卫7-P89]。

分　　析：　从定义中看出有圈可能是有金属颈圈的简称，但简称多用关键字且相约俗成才行。从人卫版《口腔修复学》第6版开始才有此命名[人卫6-P80]，第5版称"金属颈环设计，又称金属颈缘"[人卫6-P116]。

无论金瓷冠还是任何人造冠，自然都有边缘，也需要有边缘设计。但冠修复体的边缘是冠预备体边缘的阳型，预备体的边缘切割多少、设计成什么，冠作为修复体即制作出什么，是被动的、后发生的，因而再起名词时要避免与预备体诸多边缘的命名相混淆，冠的边缘设计，形态不用再考虑了，如果是金属冠或全瓷冠，边缘则不再需要任何命名，只有金瓷冠时，因使用两种材料，才有了命名问题。

金瓷冠，舌侧与近远中的舌侧半，都由内冠的金属构成边缘，内冠上再给瓷提供肩台即产生金瓷结合线处，因已成常规，故不再命名；只有当唇侧也做金属边缘时，360°成了环，方有了金属颈环之名，但如用于上颌前牙与前磨牙会影响美观。

有圈边缘、**金属颈缘**和金属颈环三词中，以金属颈环一词应用最早，流传最广，表意最佳，且有对应GPT英文名字"metal collar"，无需再另起名，见下一词。

47. 金属颈环

Metal collar

英文定义：　A narrow band of highly polished metal immediately adjacent to the margin on a metal-ceramic restoration; *comp.*, porcelain margin[GPT9-Pe57]。

GPT译文：　在金瓷修复体上紧邻边缘的高度抛光的金属窄环。

中文定义：

（1）　金属颈环设计又称金属颈缘，它适用于后牙及前牙舌侧全瓷覆盖型PFM全冠[人卫5-P116]。

（2）　有金属颈环的边缘：与预备体龈边缘接触的全部为金属内冠，形成高度约0.8mm的金属颈环。优点是强度好，边缘密合度好，可高度抛光，不易变形弯曲。缺点是美观性较差，易暴露金属。一般用于后牙或患者笑线低、不露边缘的前牙情况[北医2-P58]。

48. 无圈边缘

英文定义：　GPT无。

中文定义：　金－瓷修复体边缘……无金属颈圈……为无圈边缘。无圈边缘又有金瓷边缘和瓷边缘之分[人卫7-P89]。

分　析：　一共三个词，又分为两类，从构词法上太重复了，而且言不达意。

无圈作为形容词，早已专用于包埋铸造工艺中的"**无圈包埋**"一词几十年，不应又用于相近的铸造件中做形容词。

49. 金瓷边缘

英文定义：　GPT 无。

中文定义：

（1）　此种设计是使基底在边缘处形成很薄的边缘，至最外端处几乎不露出金属，形成所谓的三角形边缘。三角形边缘可有以下几点优点：①保证强度的需要；②防止在边缘部分暴露遮色瓷；③防止金属颜色透过瓷修复体的需要[人卫 7–P89]。

（2）　带有刃状金属边缘的无角肩台或有角肩台：与预备体龈边缘接触的全部是金属内冠，但无金属颈环，边缘逐渐变薄，在牙表面处形成刃状，这样就可以弥补金属颈环暴露的缺点，且可以保留其边缘密合性好，强度好等优点。但是这种边缘的制作要求很严格，制作不好常易出现边缘弯曲变形或不透明金属暴露等缺点。采用这种边缘时预备体的龈边缘宜做成较宽的直角或有角肩台，以增加金属边缘的强度和为瓷提供较多的空间[北医 2–P58]。

分　析：　金属烤瓷联合修复要的就是瓷遮盖金属来达到美观效果，因而，金在内瓷在外的边缘无需命名，是金瓷冠唇侧最常规的边缘设计与制作工艺。"带有刃状金属边缘的……肩台"不达意，是冠的边缘不是预备体的肩台。

50. 瓷边缘

Porcelain margin

英文定义：　The extension of ceramic material to the finish line of the preparation without visible metal substructure in the margin area[GPT9-Pe70].

中文定义：

（1）　颈瓷边缘型设计：这种设计是颈缘唇（颊）肩台处完全没有金属基底，而用专用肩台瓷来恢复，从而避免了在颈部暴露金属和遮色瓷颜色，使其美观性得以显著提高。颈瓷边缘设计的唯一不足之处是形成瓷边缘时需要反复烧结、修改颈部边缘形态，因而比较麻烦[人卫 7–P90]。

（2）　全瓷边缘：金属内冠的边缘仅覆盖预备体龈边缘内侧的一小部分，约 0.3mm。其余部分全部为瓷覆盖。优点是美观性好，不容易暴露金属和不透明层；缺点是强度差、边缘密合度差，操作较复杂。肩台部分需使用特殊的肩台瓷，其强度、熔点比一般瓷的体瓷高。为了更好地提高金瓷冠边缘半透明特性，有学者提出一种新的全瓷边缘，即金属内冠的边缘不与预备体龈边缘接触，而保留 2mm 左右的间隙。

这种边缘对强度、密合度的要求更高,操作更复杂[北医 2-P58]。

分　析:　瓷边缘、颈瓷边缘型设计、全瓷边缘,都不太确切,也不专有,尤其有了全瓷冠以后,全瓷冠的边缘,该叫什么呢? 也可以叫瓷边缘或全瓷边缘(全瓷冠边缘的简称)。但为什么全瓷冠不再给边缘命名呢? 不言而喻的东西就不用说了,这与金瓷冠的舌侧边缘做金属的而不命名、唇侧瓷遮金也不命名是一个道理。可见,金瓷冠的边缘命名问题相约俗成是集中在唇侧的。第 8 版 GPT 的第 63 页中将其称为 porcelain labial margin 比较好,可译为**唇侧瓷边缘**,可简称为**唇瓷缘**,或**瓷唇缘**,比瓷边缘、全瓷边缘多了部位,含义更确切些;也只有金瓷冠有瓷唇缘,用肩台瓷做出来,与金属颈环成并列关系,而成为专有名词。

51. 肩台瓷

Shoulder porcelain

英文定义:　A low-shrinkage porcelain applied for an artificial crown margin design for a porcelain margin[GPT9-Pe80]。

中文定义:　无。

分　析:　肩台瓷是金瓷修复盛行时代的产物,产品与研究都在 20 世纪 70 年代至 80 年代,曾很好地解决了金瓷修复的唇侧露金属与牙龈灰线问题。最早在铂箔上、在耐火材代型上成形,后有了可直接涂塑的。烧结温度比体瓷釉瓷高 30 ~ 80℃,强度也高,但需多次烧结,边缘密合度与颜色形态的好坏取决于技师的水平。全瓷出现后,现多已不用。

52. 悬突

Overhang

英文定义:　*n.*(1864): Excess restorative material projecting beyond a cavity or preparation margin[GPT9-Pe65]。

GPT 译文:　过多的修复材料凸出于窝洞或预备边缘之外。

中文定义:　无。

分　析:　悬突是充填体、嵌体、贴面、冠等修复体在窝洞、预备体的边缘处不密合的表现之一,过多、过长、过厚都可称为悬突。

53. 牙本质肩领

Ferrule

英文定义:　*n.*(15c):(a)A band or ring used to encompass the root or crown of a tooth.(b)Any short tube or bushing for making a tight joint[GPT9-Pe39].

中文定义： 最终冠修复体的边缘应覆盖所有缺损区与原有修复体，并在其边缘上方保留足够的健康牙本质，原则上核的边缘与冠边缘之间应留有至少 1.5mm 的牙本质，称为牙本质肩领[人卫 7-P116]。

分　　析： GPT 的两个定义都不好。该词最早是 20 世纪 70 年代以 ferrule effect 词组形式出现的，直译成中文有一个十分简洁的名词——**箍效应**，但不准确。在中文里，箍是外加固环的意思。该处的牙本质虽在桩外，可外面还有冠，金瓷冠上还有金属颈环类似箍的外形。从词的意义上，外加固环应是外加的、后加的，从原结构上设计保留的部分无论如何不合此意。原文里，该词也不是外加固的意思，to protect tooth from fracture by the dowel from within。从原理上，是根据牙本质耐压应力不耐拉应力的特性，要让最终修复体上受的力传给牙根的是压应力而不是拉应力。这个道理在西方也是到了 20 世纪 80 年代才被广泛认可。该词 20 世纪 90 年代传到中国，但没有合适的中文译名，箍被叫了几年，一直想另外找一个合适的词。后来，是从与人体结构的相似性上找到的思路：在肩台上方的垂直轴壁。肩台无论大小、宽窄，都是水平面上的，按人体的结构肩上是颈，肩水平、颈垂直，叫肩颈？ 不合音韵；牙已有牙颈部一说，重复；更何况，部位不一定在牙的颈部也有可能在冠的颈 1/3 处冠部。叫颈环？ 该词金瓷冠已用了。叫肩环？ 不达意，表达不出竖向的含义，肩台自身已成环状。肩上还有什么呢？领子！ 叫肩领，能使人马上想到与肩台的关系。为什么要加上牙本质三字呢？ 肩台上有可能还有牙釉质，有牙本质，也有可能有牙骨质，而肩领处却只可能有牙本质；肩与领都是常用字，组合起来似乎仍像常用词，但加上牙本质，就成了专有名词。2003 年，在人卫版《口腔修复学》第 5 版中第一次发表，后被沿用至今[人卫 5-P93]。

54. 桩核冠

Post-and-core crown

英文定义： Post-and-core crown：*syn.*, Richmond crown *obs.*（a）Eponym for a post-retained crown made for an endodontically treated tooth that uses a porcelain facing.（b）An artificial crown with an attached metal post that fits the prepared natural tooth and inserts into the endodontically treated root canal[GPT9-Pe70、e77].

中文定义：

（1）　当剩余的可利用牙体组织高度不足，无法形成足够的全冠固位形时，通常需要桩核来为最终全冠修复体提供支持和固位，即桩核冠[人卫 7-P111]。

（2）　在残冠或残根上利用插入根管内的桩固位，形成金属桩核或树脂核，然后再制作全冠的修复体[北医2-P25]。

（3）利用桩插入根管内以获得固位的冠修复体，将桩核和外面的全冠分开制作，各自独立[北医2-P77]。

（4）利用插入根管内的桩固位，在残冠或残根上先形成金属桩核或树脂核，然后再制作全冠修复体的总称[人卫7-P29]。

分　　析： 利用桩为全冠提供固位的方法已经有了几个世纪的应用历史，出现于1878年的Richmond Crown就是早期使用的一体桩冠的典型代表。目前所使用的桩冠对传统的桩冠进行了改良，将桩核和外面的全冠分开制作，与早期的一体式的桩冠相比，桩核冠有以下优点：①边缘密合度好；②可以单独更换外面的全冠，而不需将桩取出；③如果做固定义齿的基牙，可以更容易取得共同就位道。GPT的定义没包括这些含义，而且现今的桩核也不仅是金属的了。

修改定义： 在修复大范围牙体缺损时，需要用桩核来为全冠提供支持和固位，桩核与冠被合称为桩核冠。

55. 桩冠

Dowel crown

英文定义： Dowel crown *n.*, *obs.*: *syn.*, Davis crown, Richmond crown[GPT9-e34]。

中文定义： 利用桩插入根管内以获得固位的冠修复体，早期使用时桩和冠是一体的[北医2-P77, 人卫7-P111]。

56. 桩

Dowel/Post

英文定义： A post usually made of metal or fiber-reinforced composite resin that is fitted into a prepared root canal of a natural tooth; yttria-stabilized zirconia is also used as a post material; when combined with a core, it provides retention and resistance for an artificial crown; it is also used as a platform for retentive attachment systems and for a non-retentive overdenture post-coping[GPT9-Pe70]。

中文定义： 桩是插入根管内的部分，利用摩擦力和粘固力、粘接力与根管内壁之间获得固位，进而为核以及最终的全冠提供固位[人卫7-P111]。

分　　析： 桩是整个桩核冠固位的基础。桩的主要功能是固位，其次是传递应力。根据材料的不同可以分金属桩、铱稳定锆瓷桩和纤维增强树脂桩；根据制作方法不同可以分为铸造桩和预成桩。

修改定义： 桩核冠（或桩冠）插入根管内的部分称作桩。

57. 金属桩

英文定义： GPT 无。

中文定义：

（1）如金合金、钴铬合金、镍铬合金、钛合金等，按制作方法分为铸造金属桩（custom cast post）和预成桩（prefabricated post）[人卫 7-P111]。

（2）包括金合金、镍铬合金、钛合金等，金属桩具有良好的机械性能，是常用的桩材料，但美观性能较差[北医 2-P78]。

修改定义： 用不同金属材料制作的桩统称为金属桩。

58. 铸造桩核

Custom cast post

英文定义： Cast post-and-core: A one-piece foundation restoration for an endodontically treated tooth that comprises a post within the root canal and a core replacing missing coronal structure to form the tooth preparation[GPT9-Pe19].

中文定义： 采用失蜡铸造法个别铸造完成，为桩核一体的金属桩核[北医 2-P78，人卫 7-P112]。

分　析： 铸造桩是曾有过的，但现在已不会单独铸造一个桩而后核再另做了，故而铸造桩也被铸造桩核一词取代了。

59. 预成桩

Prefabricated post

英文定义： GPT 无。

中文定义： 预成的半成品桩，有不同的形态大小，根据根管的具体情况选择使用，核的部分为树脂等材料，固定于预成桩上[北医 2-P78]。

60. 瓷桩

[同义词]　**陶瓷桩**

英文定义： GPT 无。

中文定义： 主要使用强度较高的氧化锆，其美观性好，但氧化锆弹性模量较高，增加了根折的风险[北医 2-P78]。

主要是氧化锆桩，分为 CAD/CAM 整体切削瓷桩和预成氧化锆瓷桩，后者与核瓷材料靠高温烧结结合[人卫 7-P112]。

61. 纤维增强树脂桩

Fiber reinforced resin post

[同义词]　　**纤维桩**

英文定义：　GPT 无。

中文定义：　包括碳纤维桩、玻璃纤维桩、石英纤维桩等。纤维增强树脂桩具有与牙本质相近的弹性模量，能减少桩修复后根折的风险[北医 2-P78]。

分为碳纤维桩、石英纤维桩和玻璃纤维桩，目前常用石英纤维和玻璃纤维桩，主要为预成桩，多与树脂等材料靠树脂粘接结合。美观性好，弹性模量与牙本质接近，树脂粘接后，牙根内应力分布均匀，不易发生根折。但强度不如金属和陶瓷桩，易发生桩本身的折断[人卫 7-P112]。

62. 核

Core

英文定义：　（a）The center or base of a structure.（b）The foundation restoration which restores sufficient coronal anatomy of a vital or endodontically treated tooth[GPT9-Pe26]。

中文定义：　固定于桩之上，与牙冠剩余的牙体硬组织一起形成最终的全冠预备体，为最终的全冠提供固位[北医 2-P78，人卫 7-P112]。

63. 铸造金属核

Cast metal core

英文定义：　The foundation restoration made of a metal alloy for a fixed dental prosthesis that is laboratory fabricated by lost-wax casting[GPT9-Pe19]。

中文定义：　为间接修复设计，一般与金属桩整体铸造，强度高，桩核间无界面，因此耐久性较好，是目前使用最多的一种设计[人卫 7-P112]。

分　　析：　该词应称为铸造金属桩核或简称为金属桩核。

64. 分裂桩核

Multi-piece post-and-core

[同义词]　　**分体铸造桩核**

英文定义：　GPT 无。

中文定义：

（1）　后牙就位道不一致的多根管可以采用分裂桩的方法制作桩核[北医 2-P81]。

（2）　磨牙的分裂桩核为可分离的两半桩核或插销式桩核,两半桩核相互嵌合或插销插入后即成为完整的预备体外形。……插销式分体桩核为主桩核和 1～2 个插销桩构成[人卫 7-P118、P119]。

65.　根管桩道预备

Dowel space preparation

英文定义:　GPT 无。

中文定义:

（1）　按 X 线片量好长度,标记在扩孔钻上,根据牙冠高度切除量适当降低标记的工作长度。按根管方向,低速进钻并做提拉动作将根管充填糊剂及牙胶带出,根据牙根的长度、外形、直径,按设计要求选择相应型号根管钻预备至所需桩道的工作长度[人卫 7-P117]。

（2）　使用根管预备钻(Pesso reamer)等器械由细到粗直到相应的根管直径,去除根管壁的微小倒凹,将根管壁修整平滑[北医 2-P81]。

分　　析:　人卫版《口腔矫形学》第 1 版、《口腔修复学》第 2 版至第 6 版中,用的都是**根管制备**或**根管预备**,第 7 版成了根管桩道预备。根管治疗由根管预备(root canal preparation)、根管消毒和根管充填三大步骤组成。

根管预备是牙体牙髓病学的经典概念。此根管预备非彼根管预备。

人卫版《牙体牙髓病学》第 4 版中[人卫牙体牙髓病学 4-P267、P269、P283],"根管预备包括机械预备和化学冲洗,是采用机械和化学的方法尽可能地清除根管系统内的细菌及感染物质。""机械预备的目的是清理和成形根管,根管成形的意义为:①在根尖狭窄的牙本质方形成一个底托状结构,即根尖止点,同时保持根尖狭窄原有的解剖形态和位置,目的是将所有干预性操作限制在根尖狭窄以内的根管空间……。②将不规则的根管表面切削成光滑、流畅的连续锥形,创造足够的空间,以利于化学冲洗、根尖部感染物的排出,以及根管的严密充填,为提高后续步骤的效率与完成质量奠定基础 。"

可见,做桩冠时的根管预备是完全不同于根管治疗时的根管预备的,不包括化学冲洗,机械预备的目的也不同,成形根管的目的也不同。根管治疗时成形的根管在做桩冠时仅掏出充填物后可否直接作为桩道呢?"连续锥形"是弯曲的,预备时并没有找就位道,从逻辑上是不可以的,除非碰巧该根管的殆 2/3 甚至 3/4 都是直的,各种径也碰巧都合乎桩的要求。

按治疗的顺序,肯定是牙髓根管治疗的根管预备在先,桩冠牙体制备时的根管预备在后,目的要求又各不相同,不应该叫一个名词。按先来后到原则应该改名的是后用到的。

当冠部组织有所保留时,桩道的预备就不仅仅是在根管内进行了,冠部的部分髓腔也构成了桩道的一部分,但此处的就位道应服从于根管内的就位道。因此,桩道预备一词,不一定前边必须有根管二字。

修改定义: **桩道预备** zhuang dao yu bei:是制作桩核时的牙体预备的一部分,由去除髓腔与部分根管的充填物和桩的就位道与固位抗力(阴)形预备两步组成。

66. 根尖封闭

Apical fill/Endodontic seal

英文定义: GPT 无。

中文定义:

(1) 根管治疗后,预防了根尖周病的发生,但口腔内是一个污染的环境,根管内所有操作都与口腔环境相通。因此必须保留不少于 4mm 的根充材料隔离口腔与根尖周;如果余留根充材料过少则不利于根尖封闭,同时还很容易将剩余的根充物推出根尖或带出根管,常导致重新进行根管充填[人卫 7-P114]。

(2) 桩的末端与根尖孔之间应保留 3~5mm 的根尖封闭区。根尖区侧支根管多,根管充填难以完全封闭,桩进入根尖封闭区容易引起根尖周的病变[北医 2-P80]。

修改定义: 在根管内进行桩道预备时需保留距根尖孔>4mm 的原根管充填材料的长度,也称为**根尖封闭区**。

67. 固定桥 / 固定义齿 / 固定局部义齿

Fixed bridge/ Fixed partial denture

英文定义: Any dental prosthesis that is luted, screwed or mechanically attached or otherwise securely retained to natural teeth, tooth root, and /or dental implant abutments that furnish the primary support for the dental prosthesis and restoring teeth in a partially edentulous arch; it cannot be removed by the patient[GPT9-Pe40]。

中文定义: 是修复牙列中一个或几个缺失牙的修复体。靠粘固剂、粘接剂或固定装置与缺牙两侧预备好的基牙或种植体连接在一起,从而恢复缺失牙的解剖形态与生理功能 [人卫 7-P149]。

分 析: 人卫版《口腔修复学》第 6 版的第 128 页中,固定局部义齿与种植固定义齿还是分别定义的。1987 年出版的第 5 版 GPT 即将种植包括在其中[GPT5-P729]。而人卫版"口腔修复学"教材的第 1 版至第 4 版中,定义中都有"患者不能自行摘戴",因此还是应该加上。

68. 简单固定桥

英文定义: GPT 无。

中文定义： 双端固定桥、半固定桥、单端固定桥这三种固定义齿的基本类型又称为简单固定桥
[北医 1-P130，北医 2-P107，人卫 7-P149]。

69. 复合固定桥

Compound fixed bridge

英文定义： GPT 无。

中文定义： 将两种或以上的简单固定桥组合在一起而构成[北医 1-P131，北医 2-P107，人卫
7-P150]。

70. 双端固定桥 / 完全固定桥

Rigid fixed bridge

英文定义： GPT 无。

中文定义： 两端都有固位体，且固位体与桥体之间为固定连接，并借固位体固定在基牙上，基
牙、固位体、桥体成为一个整体，𬌗力通过基牙传给牙周组织[北医 1-P130，北医
2-P107，人卫 7-P150]。

71. 半固定桥 / 应力中断式固定桥

Fixed movable bridge(semi-rigid bridge)

英文定义： *obs.*：A fixed partial denture having one or more nonrigid connectors[GPT8-P38]。

中文定义： 桥体两端都有固位体，其一端桥体与固位体之间为固定连接体，另一端为非固定相
连[北医 2-P107，人卫 7-P150]。

分　析： 固定桥中有一个或多个非固定连接体，是 GPT8 的定义，且前已标上 *obs.*，多个非
固定连接体是很少用的，GPT9 已无此定义，两个同义词也没收录。但在临床上，
一端非固定连接是较为常用的，尤其在有中间基牙时。

72. 单端固定桥 / 悬臂梁单端桥

Cantilever fixed bridge/ Cantilever fixed dental prosthesis/ Extension bridges

英文定义： A fixed complete or partial denture in which the pontic is cantilevered and retained and
supported by one or more abutments[GPT9-Pe18]。

中文定义： 桥体一端有固位体与其固定相连，桥体的另一端只与邻牙接触。单端固定桥粘固
在一端基牙上[北医 2-P107，人卫 7-P150]。

分　析： 桥体为悬臂式的一种固定总义齿或局部义齿，即固位和支持只在一个或数个基牙

上，是 GPT9 的定义。但在什么情况下，一颗基牙也不能做固定的总义齿，种植总义齿有悬臂梁是很常见的，但也不会是仅有一个种植体支持。

73. 粘接桥 / 粘接固定桥 / 树脂粘接固定义齿

Resin-bonded prosthesis/Resin-retained prosthesis

英文定义： A fixed partial denture that is luted to tooth structures, primarily enamel, which has been etched to provide micro mechanical retention for the resin luting agent; early design incorporated perforations on the lingual partial-coverage retainer(Rochette bridge) through which the resin luting agent passed to achieve a mechanical lock; subsequently, use of acid etching of the metal partial-coverage retainer(Maryland Bridge or resin-bonded prosthesis)eliminated the need for perforations; recently, adhesive resins that bond to the metallic oxides of non-acid etched alloy or to the triborosilicate-coated alloy have been used; also recently, the resin impregnated fiber-reinforced composite resin (FRC)retainer and framework has eliminated the metal alloy; glass, polyethylene, and carbon fibers are used in resin-bonded prostheses[GPT9-Pe76].

中文定义：

（1）　树脂粘接固定义齿(简称粘接桥, resin-bonded fixed partial denture)是一种粘接到牙体组织(主要是牙釉质)的修复体。基牙和固位体的粘接面经过酸蚀处理为粘接树脂提供了机械固位力。早期固位体设计为翼状的金属舌板，翼板上打漏斗状孔(Rochette bridge)，粘接树脂进入孔中获得机械锁结固位。后来的马里兰桥(Maryland bridge)，采用金属翼板粘接面的酸蚀处理，增强了树脂固位力，因此无需制备金属翼板的固位孔[北医 2-P121]。

（2）　粘接固定桥(resin-bonded fixed bridge)是利用粘接技术修复个别缺失牙的固定修复体[人卫 7-P173]。

分　析： "固定桥的一种，粘接在以牙釉质为主的牙体组织上，牙釉质经过酸蚀为树脂水门汀提高机械固位力。早期设计(Rochette Bridge)在舌板打孔并让树脂粘接材料通过孔中来得到机械锁结；后来的 Maryland Bridg 通过将金属板酸蚀，淘汰了打孔的方式。"是 GPT8 的定义，对比可知 GPT9 加上了多少内容，几乎就是一个粘接桥的历史了[GPT8-P68]。但该定义强化了粘接桥的进化过程，而其弊端是弱化了读者对其局限性的理解。

粘接桥，本意应是仅靠粘接树脂的粘接力固位的固定桥。言下之意，固位体无固位形，因而也无机械固位力可获得。怕剪切力，提供不了多少抗旋转脱位力，桥体受反向粘接面的力时、桥体受力使粘接翼上产生力矩时，都有可能造成脱粘接而导致修复失败。树脂粘接力是其能力的最高限，粘接翼上能提供多大的固位力就决定了该粘接桥应如何设计？设计在什么牙位？而不可滥用。因而，粘接桥的定义应回归其本意,强调出其局限性才对。

修改定义: 固位体为非经典设计的一类固定桥,仅靠粘接树脂的粘接力固位。

74. 马里兰桥

Maryland bridge

英文定义: 已包括在 resin-bonded prosthesis 中[GPT9-Pe76]。

中文定义: 又称**金属翼板粘接桥**,是由铸造金属舌面翼板固位体加烤瓷桥体组成的固定桥[人卫7-P173]。

75. 金属翼板

英文定义: GPT 无。

中文定义: 金属翼板为金属翼板粘接固定义齿的固位体,它的设计共分为以下三个部分:

（1）   环抱部分:从殆面观,固位体的邻面和舌侧包绕牙冠不能小于 180° 角。应尽可能增大环抱面积,以增加牙釉质粘接面积,从而提高修复体与基牙之间的粘接强度。基牙近缺隙侧预备导平面,以确定唯一的就位道,限制修复体与就位道方向不一致的运动。

（2）   支持部分:前牙舌面的隆突上支托和后牙殆面的殆支托可以防止修复体龈向移位,将殆力通过金属支架传导到基牙上,这样可以明显地减少树脂粘接剂层中的应力,有助于粘接成功率的提高。此外,支持部分还可起到修复体就位终止点的作用。

可以设计多个支托或杆状支托以提高粘接桥的使用寿命。其中,对于后牙粘接桥,可以通过将 C 形卡抱固位体的设计改变为 D 形固位体设计,以降低金属固位体的弹性,增加固位体的强度,即减少因固位体的弹性变形引起的粘接桥脱落。

（3）   辅助固位:基牙邻面轴沟是最常用的辅助固位结构,即在基牙近、远中邻面上预备与修复体就位道平行的轴沟。如果基牙原来存在殆面、邻面或邻殆面充填体,可以全部或部分去除原有充填物,形成箱形固位体。辅助固位结构可抵抗支架的舌向移位,防止义齿在功能状态下脱位,能够显著增加粘接桥的固位力,延长粘接桥的寿命[北医2-P122、P123]。

76. 无冠粘接固定义齿

Crownless bridge works(CBW)

英文定义: GPT 无。

中文定义：　结合机械固位和粘接固位的固定修复技术。将特制固位钉粘接到缺牙区两侧基牙的邻面，桥体部通过栓道形式插入缺牙间隙侧的栓体上，同时将舌侧金属翼板粘接到基牙上达到固位目的[北医 2-P124]。

分　　析：　中文名词由英文名词意译而来，但该英文名词原词即起得不好。所有的粘接桥都是 crownless，加了一个栓体，与粘接桥设计时有时在基牙上加个轴沟是同样的道理，都是因粘接桥固位力有限，在基牙上增加了抵抗唇舌向脱位的轴壁，只不过一外一内而已。可以用发明者的名字命名，否则应叫符合设计特点的名称。

修改命名：**加栓体粘接桥**。

77. 非金属粘接桥

Non-metallic risin-bonded fixed partial dentrure

英文定义：　GPT 无。

中文定义：　包含纤维强化复合树脂粘接桥和全瓷粘接桥[北医 2-P125]。

78. 纤维强化复合树脂粘接桥

Fiber reinforced composite resin-bonded fixed partial denture(FRC-RBFPD)

英文定义：　GPT 无。

中文定义：　通过纤维强化复合体制作加强支架，以复合树脂建立修复体外形的一种粘接桥修复技术[北医 2-P125]。

79. 全瓷粘接桥

英文定义：　GPT 无。

中文定义：　无。

分　　析：　北医版《口腔修复学》第 1、第 2 版教材中都提到了全瓷粘接桥，但无明确定义。第 1 版[北医 1-P156]中，"预备方式与纤维树脂粘接桥类似，最常见的制作方式为，以铝瓷制作加强支架，以长石瓷恢复桥体外形。"第 2 版[北医 2-P128]中，"其牙体预备方式与纤维树脂粘接桥类似，目前最常见的制作方法为，以氧化硅铸造陶瓷或氧化锆制作加强支架，以长石瓷恢复桥体外形。"

80. 全瓷固定桥

All-ceramic fixed bridge/ All-ceramic fixed partial denture

英文定义：　GPT 无。

中文定义： 以特制瓷工艺（如铸瓷、切削瓷、渗透瓷等）全部用瓷材料制作的固定桥[人卫 7-P185]。

81. 单端粘接桥

Cantilever resin-bonded fixed partial denture

英文定义： GPT 无。

中文定义： 又称悬臂梁粘接桥，即仅选择单侧基牙提供修复体粘接固位的粘接桥[北医 2-P128]。

82. 分段式粘接桥

Human bridge(HB)

英文定义： GPT 无。

中文定义： 利用基牙邻面倒凹加强固位的分段式桥体。HB 由三个部分组成，即两个独立的固位体和一个独立的桥体[北医 2-P130]。

分　析： 不知该词 human 在韩文里是什么意思，在英文里用于此就完全不专有了。该设计是半固定桥、粘接桥的组合体，与前牙的栓体粘接桥近似。金属翼板控制厚度可以产生弹性，能利用基牙倒凹减少备牙量是其优点。翼板上带栓体，桥体的栓道由𬌗面戴入，翼板所利用的倒凹对桥体的固位就没什么关系了，只能是对翼板抵抗脱位有帮助。桥体完全靠栓道与栓体的粘接力和摩擦力产生固位与支持，与半固定桥不同的是：①粘接剂层的受力远大于固定连接体；②栓道开口在龈端靠近基牙邻面游离龈处，而半固定桥栓道开口在𬌗面，龈端可高度抛光，该设计对牙周的影响会较大。

83. 全树脂修复体

All-polymer prosthesis

英文定义： A fixed dental prosthesis fabricated from nonmetallic or ceramic components typically composed of an internal glass fiber-reinforced composite framework covered by a particulate composite resin[GPT9-Pe8]。

GPT 译文： 一种以非金属非瓷制作的固定修复体，由内部玻璃增强纤维复合体为支架和覆盖的颗粒复合树脂组成。

中文定义： 无。

分　析： GPT 定义中 all-polymer prosthesis 只说了玻璃纤维，但强化纤维的种类有碳纤维、玻璃纤维、聚乙烯纤维等[北医 2-P125]。该修复方式多用于纤维强化复合树脂粘接桥，但这又与第 83 页名词 78 重复了。

84. 安氏法则

Ante's Law

英文定义： Eponym, in fixed dental prosthodontics, for the observation that the combined pericemental area of all abutment teeth supporting a fixed dental prosthesis should be equal to or greater in pericemental area than the tooth or teeth to be replaced; as formulated for removable dental prosthodontics, the combined pericemental area of the abutment teeth plus the mucosa area of the denture base should be equal to or greater than the pericemental area of the missing teeth[GPT9-Pe10].

中文定义： 基牙牙周膜面积的总和应等于或大于缺失牙牙周膜面积的总和[北医1-P134, 北医2-P110, 人卫7-P151]。

分　析： 1956年出版第1版GPT时，尽管加拿大 Irwin H. Ante 医生的文章在1928年就发表了，但未获认可而没有收录该词，直到1994年出版的第6版GPT才收录[GPT6-P53]。GPT收录的定义从第6～第9版没变过，一直有后一句话："As formulated for removable dental prosthodontics, the combined pericemental area of the abutment teeth plus the mucosa area of the denture base should be equal to or greater than the pericemental area of the missing teeth.（对于活动修复，基牙牙周膜面积与基托黏膜面积的总和应等于或大于缺失牙牙周膜面积的总和。）"但中文教材中，在可摘局部义齿的设计原则内容里，并没有引用或强调该内容。该内容，该不该被引用，留待后人评说，但有原则总比无原则好，无论多大的牙列缺损，基托面积随意设计，只追求小巧，异物感小肯定是不对的。

85. 牙周储备力/牙周潜力

Periodontal potential

英文定义： GPT无。

中文定义： 在咀嚼各种食物时，并不需要很大的𬌗力，而牙齿和牙周支持组织尚有很大的潜力[人卫口腔解剖生理学7-P321]。

86. 基牙

Abutment

英文定义： *n.*(1634):(a)That part of a structure that directly receives thrust or pressure; an anchorage.(b)A tooth, a portion of a tooth, or that portion of a dental implant that serves to support and/or retain a prosthesis[GPT9-Pe6].

中文定义：　基牙也称**桥基牙**，是用以安装固位体以连接并支持人工牙（桥体）的天然牙[人卫2-P133]。

分　析：　GPT 现定义始自第 6 版，"英文定义（b）"中包含种植体。中文定义自第 3 版后，因固定义齿的组成中不再包含基牙，也就不再给基牙下定义了。但不给基牙下定义会有问题，不仅固定义齿有基牙，可摘局部义齿也有基牙，而且有种植后还产生了不少基牙的衍生词，都需要定义。

修改定义：　用来连接安装义齿起支持与固位作用的天然牙或种植体。

87.　冠根比

Crown-root ratio

英文定义：　The physical relationship between the portion of the tooth not within the alveolar bone, as determined by a radiograph, compared with the portion of the tooth within alveolar bone[GPT9-Pe27].

GPT 译文：　牙在牙槽骨外和骨内部分相比之间的物理关系，由 X 线片确定。

中文定义：　无。

分　析：　名词里的冠指的不是**临床冠**，即龈上方的牙体殆龈总高度，而指的是的骨上牙体的高度；名词里的根指的是口内见不到的牙体部分。正常情况下应为 2∶3 ~ 1∶2，长冠短根牙也有 1∶1 的。成年后冠根比的改变主要是牙周组织的变化造成的。

88.　中间基牙

Pier abutment/Intermediate abutment

英文定义：　A natural tooth or implant abutment that is located between terminal abutments that serve to support a fixed or removable dental prosthesis.[GPT9-Pe50].

GPT 译文：　位于末端基牙之间的天然牙或种植体，用于支持固定或活动义齿修复。

中文定义：　牙列间隔缺损时，形成了中间基牙[人卫7-P158]。

分　析：　一直到 GPT8 时，还没有把种植体中间基牙放到定义中，在种植修复的设计中，这是有争议的。两侧的基牙都有牙周膜，中间基牙没有，做两个应力中断设计？以 4—6 缺失为例，3 和 7 条件很好，会设计成在 5 处种植一颗然后做 3—5—7 的长桥吗？如果固定修复不会这样做，活动修复这样做的目的又是什么呢？3 和 7 还做基牙，放固位体，5 的种植体增加支持，但仍是线式支持，还要不要用大连接体到对侧呢？所以最好在设计理论上解决后再定义才有指导意义。

修改定义：　牙列间隔缺损，两个缺隙中间孤立的余留牙也用作修复的基牙时，被称为中间基牙。

89. 桥体

Pontic

英文定义： An artificial tooth on a fixed partial denture that replaces a missing natural tooth, restores its function, and usually restores the space previously occupied by the clinical crown[GPT9-Pe69]。

中文定义： 是固定桥恢复缺失牙的形态和功能的部分[人卫7-P149]。

90. 接触式桥体

Contact pontic

英文定义： GPT无。

中文定义：

（1）桥体的龈端是桥体与缺牙区剩余牙槽嵴黏膜相接触或与其面对的部分。相接触的称为接触式桥体。为临床上最常用的桥体形式，龈端与黏膜的接触，只有两个要求，即不压迫和能清洁[北医2-P116]。

（2）接触式桥体的龈面与牙槽嵴黏膜接触，在缺牙区牙槽嵴高度正常时一般都采用这种桥体形式。其优点是美观、舒适，有利于发音及龈组织的健康。接触式桥体因其桥体龈面的形态及其与牙槽嵴顶的接触部位而分为以下几种形式，即盖嵴式、改良盖嵴式、鞍式、改良鞍式、船底式和悬空式桥体[人卫7-P165]。

91. 鞍式桥体

Saddle pontic/ Ridge lap

英文定义： *obs.*, *Slang*: *syn.*, Ridge lap: The surface of a pontic for a fixed partial denture that has been shaped to accommodate the residual ridge; the tissue surface of a ridge lap design is concave and envelops both the buccal and lingual surfaces of the residual ridge [GPT9-Pe77]。

中文定义：

（1）桥体的龈端为鞍形称鞍式桥体。鞍式桥体颊舌侧外形最好，舌感觉最舒适，但不能清洁，拆除鞍式桥体后，下方黏膜均为红肿糜烂状态，因此，也同样不能应用[北医2-P116]。

（2）桥体的龈面呈马鞍状骑跨在牙槽嵴顶上，与黏膜接触范围较大，多用于后牙。下颌后牙缺牙区牙槽嵴顶狭窄时可用鞍式桥体[人卫7-P165]。

分　析： 在GPT8里，对鞍式桥体的定义前即有obsolete的缩写*obs.*，即不再应用之意。

不再应用的不仅是该词，还有该设计外形的桥体。定义中写明了[GPT8译文]"此类型的桥体不易清洁，因此与之接触的位置黏膜易产生炎症。"，也写明了saddle pontic与ridge lap是同义词。

在GPT9里，鞍式桥体名词下无定义，也有*obs.*，只说与ridge lap是同义词，否定的内容没有了。

中文定义，北医版中似GPT8，人卫版中似GPT9。

92. 盖嵴式桥体

英文定义： GPT无。

中文定义： 盖嵴式桥体又称偏侧型桥体，其龈端与唇颊黏膜的一小部分呈线性接触，舌侧呈三角形开放。其特点是接触面积小，食物虽在舌侧间隙停滞，但设计良好仍可使其自洁作用好。主要用于上颌前牙牙槽嵴吸收较多者[人卫7-P165]。

分　析： 这里有以下两个问题：

（1）盖嵴式对应的英文名词是什么？当然中文名词不一定非要有对应的英文名词不可，按GPT的定义，ridge lap与saddle pontic同义，那ridge lap也应译为鞍式桥体。按字面意思，lap一词应用在工程中有"叠盖"之意，如当初译词时据此就将其译为"盖嵴式"，起名当时就应标明不再是鞍式saddle的同义词；或是旧词赋予了新意才好。如设计明显不同与鞍式，就不应用鞍式的英文同义词。

（2）盖嵴式一词起名时是否曾解字析义？鞍式难道没"盖"牙槽"嵴"？所有的桥体都盖嵴，不同的是：盖多盖少，盖哪侧，有盖有触还是只盖不触而已，与再产生的衍生词之间是否易于区分？名词起了，用了，流传了，即使不好，再想纠正很难。

93. 改良盖嵴式桥体

Modified ridge-lap pontic

英文定义： Modified ridge lap: A ridge lap surface of a pontic that is adapted only to the facial aspect of the residual ridge[GPT9-Pe58]。

中文定义： 改良盖嵴式又称牙槽嵴顶型桥体或者改良偏侧型桥体，将唇颊侧的接触区扩大至牙槽嵴顶，即前牙的舌隆突或后牙的舌、腭面延长与牙槽嵴顶接触。其特点是可以防止食物进入龈端，自洁作用好，患者感觉舒适，上、下颌固定桥都可以使用该设计[人卫7-P165]。

分　析： 人卫版"口腔修复学"教材的第1版至第4版中均没有"盖嵴式桥体"一词，其中对鞍式桥体自洁作用差的缺点写得已很清楚，并提倡采用改良鞍式桥体[人卫2-P155]："让桥体的唇颊侧龈端与牙槽嵴相接触，维持其良好的颈曲线形态，使不影响美观。而龈面自牙嵴顶向舌侧延伸时，尽量扩大舌侧邻间隙，使与牙槽嵴的接触面积逐渐减小。"

2003 年出版的第 5 版《口腔修复学》[人卫 5-P167]中出现了"盖嵴式桥体"一词
（定义为："盖嵴式桥体又称偏侧型桥体，其龈端与唇颊黏膜的一小部分呈线性接
触，舌侧呈三角形开放。"）之后，才有了"改良盖嵴式"一词与相应的设计。

当时应该解释的是：改良盖嵴式与改良鞍式有无区别？

94. 改良鞍式桥体

英文定义： GPT 无。

中文定义： 由于鞍式桥体自洁作用差，在不影响美观的前提下，为了有利于义齿保持清洁卫
生，应尽可能减小桥体龈面与牙槽嵴黏膜的接触面积，使接触面积小于原天然牙颈
部的横截面积。改良鞍式桥体的唇、颊侧龈端与牙槽嵴顶接触，使颈缘线的位置与
邻牙协调一致，符合美观要求。桥体龈面向舌侧延伸时逐渐聚合，尽量扩大舌侧邻
间隙，使食物残渣容易溢出。此种改良鞍式桥体接近天然牙冠外形，美观，舒适，
自洁作用好，是一种理想的桥体形式，也是临床采用较多的一种桥体形式[人卫
7-P165]。

分　析： 不仅在 GPT 中，在经典英文专著中，也没有 modified saddle，只有 modified
ridge lap 一词（Tylman's Theory and Practice of Fixed Prosthodontics.
W.F.P.Malone.8th ed. St.Louis：Ishiyaku EuroAmerica, Inc., 1989：357）.
（HT.Shillingburg.Fundamental of Fixed Prosthodontics. 3rd ed. Chicago：
Quintessence, 1997：488-489. 按 GPT 定义中的解释，也可以译为改良鞍式。但
不用鞍式桥体了，不用鞍式一词了，再用改良鞍式一词也确实不妥。

这就需要解决前边几个词中所提出的问题，理顺几个名词之间的关系来决定去留。

如以中文定义中：

桥体龈端仅与剩余牙槽嵴的"唇颊黏膜的一小部分呈线性接触"定义为盖嵴式；

改良盖嵴式与盖嵴式的区别仅是"将唇颊侧的接触区扩大至牙槽嵴顶"，加了改
良二字达意了吗？对前牙来说，如果一个下前牙的桥体，唇舌径很小，两者在设
计上能有多大的区别？对唇舌径较大的上颌前牙与上颌后牙，盖嵴式是否可用？
仅与唇颊黏膜的一小部分接触，其余部分完全悬空，如何设计"良好"？又如何
自洁？

改良盖嵴式又与改良鞍式有何区别呢？没区别："改良鞍式桥体的唇、颊侧龈与牙
槽嵴顶接触"与改良盖嵴式"将唇颊侧的接触区扩大至牙槽嵴顶"完全同样的设计，
有必要保留两个名词吗？

修改命名：

（1）　弃用不易于清洁的"鞍式桥体"；

（2）　弃用与改良盖嵴式同义的"改良鞍式桥体"；

（3）　弃用设计上没多大意义的"盖嵴式桥体"；

（4）　仅保留"改良盖嵴式桥体"一词。

有对应的英文名词,有能实现的设计要求,有良好的临床效果,较适用于前牙与上颌后牙。

修改定义： 桥体的龈端与牙槽嵴的唇颊侧接触呈近似扇形或 T 形,自牙嵴顶向桥体舌侧面移行延伸时与牙槽嵴顶的舌侧不接触,颈缘从唇颊侧看维持良好的颈曲线形态。

95. 船底式桥体

英文定义： GPT 无。

中文定义： 桥体的龈端与牙槽嵴的接触面呈船底形。特点是容易清洁,但船底式桥体颊侧和舌侧的三角形空隙容易滞留食物,用于下颌牙槽嵴狭窄的病例[人卫 7-P165、P166]。

分　析： 该桥体命名可能源自杜传诗教授,但杜教授当时在悬空式桥体一段文字[人卫 3-P128]里用的是："龈面呈凸形,形似船底。"GPT 中无对应名词,在英文专著中,Shillingburg 使用的为 "conical", Malone 使用的为 "spheroidal" 两个形容词。conical 来自 cone, spheroidal 来自 spheroid 两个名词,从原文词意上看,以后者更达意,桥体龈端不可能是圆锥形的,只能是近似球形的,"approximately the same shape as a sphere" 球状、扁球状、椭圆球形的含义都在其内。

修改命名与定义：

改"船底式桥体"为**"球形桥体"**。

桥体龈端与牙槽嵴的接触面近似为球形或椭圆球形。多用于下颌牙槽嵴,根据牙槽嵴的宽窄与近远中径决定球的大小与外形。

96. 悬空式桥体

Suspended pontic

英文定义： GPT 无。

中文定义： 桥体的龈端……与缺牙区剩余牙槽嵴黏膜……相面对而不接触的称为悬空式桥体。悬空式桥体因其影响美观,不能应用于前牙区与前磨牙区,应用于磨牙区也影响舒适感,仅可用于剩余牙槽嵴吸收较严重且外形恢复不良或有系带异常附着等个别情况[北医 2-P116]。

悬空式桥体的龈面与牙槽嵴顶的黏膜不接触,且留出 3mm 以上的间隙,便于食物通过而不聚集,自洁作用良好,又称卫生桥。尽管如此,其龈面仍有牙垢和菌斑附着,自洁作用并不理想。此外,它与天然牙的形态差异大,美观性差,舌感不适,主要用于失牙区牙槽嵴缺损较大的后牙缺失修复[人卫 7-P166]。

97. 连接体

Connector

英文定义： In fixed prosthodontics, the portion of a fixed partial denture that unites the retainer(s) and pontic(s)[GPT9-Pe25].

GPT 译义： 在固定义齿中，将固位体和桥体连接的部分。

中文定义： 是桥体与固位体的连接部分[北医 1-P130，北医 2-P107，人卫 7-P149]。

分　析： 连接体在固定义齿中是"连接固位体和桥体"，在可摘局部义齿中是"将义齿的各部分连接在一起，可分为大连接体和小连接体"[北医 2-P154]，其中的"各部分"就包含固位体、基托，人工牙这些 RPD 中其余组成，而大、小连接体又有各自的特点。GPT9 也是将连接体分成两个定义，同一词在各自的语境中分别应用。这样对可摘局部义齿没问题，但对固定义齿就有点问题，因固定义齿的连接体又要分为两种。

98. 固定连接体

Rigid connector

英文定义： A cast, soldered, or fused union between the retainer(s)and pontic(s)or splinted crowns[GPT9-Pe78].

中文定义：

（1）　将固位体与桥体连接成完全不活动的整体[人卫 7-P168]。

（2）　将固位体与桥体完全连接成一个不活动的整体[北医 2-P117]。

分　析： 中文定义中，定义了连接体的作用与方式。GPT 的定义较达意，但方法在变，直接焊接方法已经很少用，除非长桥架就位不良时需切开重焊接，但又不一定是连接体处；CAM 桥架的连接体又非其三种方法之一做成的。

修改定义： 是将固位体与桥体连接成不活动整体的那部分构造。

99. 活动连接体

Nonrigid connector

英文定义： Any connector that permits limited movement between otherwise independent members of a fixed partial denture[GPT9-e61].

中文定义：

（1）　活动连接体：将固位体与桥体通过活动关节相连接者为活动连接体[人卫 7-P169]。

（2）　**非固定连接体**：固位体与桥体之间通过栓体、栓道相连的连接方式[北医 2-P107]。

分　析: 应称为活动连接体还是称为非固定连接体?前者口语化,后者相对于固定连接体对应性好。但 rigid 的原意为坚硬的而非固定的,因此亦可称**坚硬连接体**或**不动连接体**[人卫 1-P233],后者与活动连接体对应性好。意义差别不大,服从于习惯与普及程度,还是称固定连接体与活动连接体吧。连接体,本身就是一个界限难以明确划界的模糊定义,如用"活动关节"或"栓体、栓道",都是构件,但既不能说这些构件构成了连接体的全部,也不能说是连接体的多少部分,相比之下,GPT 的定义方法更合理些。

修改定义: 是将固位体与桥体连接但允许彼此间稍许活动的连接体。

100. 排龈

Gingival dispacement

英文定义: The deflection of the marginal gingiva away from a tooth[GPT9-Pe43].

GPT 译文: 使边缘龈偏离牙齿的操作。

中文定义:

（1） 排龈就是取印模时,在预备体的龈边缘与牙龈之间形成间隙,以使印模材可进入其间而形成清晰、准确的边缘形态、减少代型修整时的错误,保证修复体边缘的形态适合性和密合度。排龈还为了减少龈沟内血液、龈沟液的分泌,保证印模的清晰、准确[北医 2-P92]。

（2） 排龈技术是在取印模前,采用机械性和/或药物性的手段,让龈缘收缩,龈沟液得到控制,使龈沟出现间隙并清晰保留预备体边缘的技术,目的是让牙颈部的印模更准确、清晰[人卫 7-P47]。

分　析:

（1） 中文定义中强调排龈是取印模时进行的,但是临床中需要排龈的情况并非仅限于取印模时,如树脂充填时缺损达龈下,需排龈使边缘暴露。

（2） 排龈的方法不仅有机械与药物的手段,还有电刀。

（3） 排龈的适应证主要是根据病情要设计龈沟内边缘时。

（4） 并非什么状况下的牙龈都可排龈,排龈用的是健康牙龈的黏弹性。
详细内容参见《口腔固定修复的临床设计》一书(徐军 . 北京:人民卫生出版社,2006:162-172)。

修改定义: 将游离龈暂时从预备体边缘排移开的操作。

101. 粘接、粘接

Bonding/Adhesion

英文定义: Bonding *n.* (1955):(a)Joining together securely with an adhesive substance such as cement or glue.（b）An adhesive technique in dentistry involving the acid etching of tooth enamel and/or dentin so as to create tags of resin within the tooth structure that results in mechanical retention of restorative material[GPT9-Pe16]。

中文定义：

（1）　粘接是指两个同种或异种的固体物质，通过介于两者表面的另一种物质的作用而产生牢固结合的现象[人卫口腔材料学5-P102]。

（2）　粘接或粘固是用粘接剂或粘固剂将固定修复体固定在患牙上的过程[人卫7-P132]。

分　析：　人卫版"口腔修复学"教材的第1、第2版中无这两词，只有粘固，第3~第6版用粘结而不用粘接，第7版用粘接不用粘结。

1985年由国防工业出版社出版的《英汉技术词典》的第105页中，bonding是多义词，第1义译为连接、结合、压焊和粘结。

在中文词典里，"接"是多义字，在此应是7义中的第2义"连接"之意；"结"也是多义字，在此应是5义中的第3义"结合"之意。这难免给应用带来困扰。

从构词层面，结合指的是"人或事物间发生密切联系"；而连接是"使连接"。因而，二字虽义相近，但用在此，"接"比"结"更达意，这也可从相似的应用中比较出来，"接骨"一词绝不会用"结骨"。所以，人卫版《口腔修复学》第7版和《口腔材料学》第5版中，用"接"不用"结"是有道理的。

102. 粘固

Cementation

英文定义：　（a）The process of attaching parts by means of cement.（b）Attaching a restoration to natural teeth by means of a cement[GPT4-P74, GPT9-Pe19]。

中文定义：　粘接或粘固是用粘接剂或粘固剂将固定修复体固定在患牙上的过程[人卫7-P132]。

分　析：

（1）　通过粘固水门汀将几部分黏附在一起的过程；

（2）　通过粘固水门汀将修复体黏附在天然牙上[GPT译文]。

中文定义将粘接与粘固一起定义了，人卫版《口腔材料学》第5版的第70页中，描述磷酸锌水门汀时有对粘固的定义："磷酸锌水门汀在凝固前为具有一定流动性的糊状物，可渗入牙齿和修复体表面的微小凹坑结构中，凝固后形成一定的机械嵌合力，通过此嵌合力和水门汀自身的强度可将修复体粘接到牙齿表面，这一作用力称为粘固（luting）"。这就形成了书中分章节时，有水门汀，有粘接剂，定义时有粘固，有粘接的不对称并列关系，如果按修复学的定义，用粘固剂时为粘固，用粘接剂时为粘接，又需定义粘固剂的范围，但水门汀又不仅仅用作粘固，还有窝洞衬层或垫底、乳牙充填等作用。相比较而言,把粘固分开,"英文定义(b)"较为明确,如不分,中文定义较适用于修复学。

103. 粘接剂

Bonding agent

英文定义: A material used to promote adhesion or cohesion between two different substances, or between a material and natural tooth structures[GPT9-Pe16]。

中文定义: 能够将一种或数种固体物质粘接起来的材料[人卫口腔材料学 5-P102]。

分　析: 用于促使两种不同物质或某种物质与天然牙体组织之间产生附着力或内聚力的一种材料[GPT 译文]。

中文定义描述粘固时,内有粘接一词,描述粘接时用牢固结合一词,都不如 GPT 定义两者时的用词将内容区分的清楚。

104. 牙科水门汀

Cement or luting agent

英文定义: Cement *n.*(14c):(a)A binding agent used to firmly unite two approximating objects. (b)A material that, on hardening, will fill a space or bind adjacent objects. Cement *vt.*(15c): To unite or make firm by or as if by cement; to lute[GPT9-Pe19]。

Luting agent: Any material used to attach or cement indirect restorations to prepared teeth[GPT9-Pe54]。

中文定义:

（1）　常指以金属氧化物或金属盐作为粉剂与专用液剂调和而成的无机非金属暂时性充填材料,因也常用于粘固固定修复体及正畸附件,又被称为**粘固剂**[北医口腔材料学 2-P178]。

（2）　通常是指由金属盐或其氧化物作为粉剂与水或专用液体调和后能够凝固的一类材料[人卫口腔材料学 5-P68]。

105. 暂时粘固

Provisional cementation

英文定义: Cementation of an interim or definitive restoration with a luting agent that has weak retentive properties to allow the planned future removal of the restoration[GPT9-Pe73]。

中文定义:

（1）　暂时修复体经口内试戴、调改合适并抛光后,用暂时粘接水门汀将其粘固在预备体上[人卫7-P46]。

（2）临时冠制作完成后,采用临时粘接水门汀将临时冠粘接在牙体预备体上[北医
2-P97]。

分　析： 暂时粘固又称为**临时粘固**,只用于固定修复时。前已述及粘固与粘接的区别主要
在于使用的是粘固剂还是粘接剂,既然临时粘接剂不可能是树脂粘接剂,那就应该
称为临时或暂时粘固剂,相应地也应该称为暂时粘固而非暂时粘接。需要暂时粘
固的不仅是临时冠,也会有临时桥;永久修复体出于观察的临床目的有时也会临时
粘固。

GPT的定义较好,略修改为:用临时粘固剂将临时或最终修复体粘固在预备体上,
以便于将来修复体移除的过程。

106. 磨损

Abrasion

英文定义： *n.*(1656):(a)The wearing away of a substance or structure(such as the skin or the
teeth)through some unusual or abnormal mechanical process.(b)An abnormal wearing
away of the tooth substance by causes other than mastication; *comp.*, attrition, erosion
[GPT9-Pe6]。

中文定义： 磨损(abrasion)指因机械磨损造成的牙齿组织渐进性丧失,也指包括摩擦剂
(abrasive)在内的机械性磨损,修复材料的机械性磨损也用这个名称[北医牙体牙
髓病学2-P169]。

分　析： 对磨损的定义有两种解释:其一是指由于某些异常的机械过程而造成某种物体或
结构(例如皮肤或牙齿)的损耗;其二是指由于除咀嚼运动外的其他原因所造成的
牙齿组织的异常损耗[GPT译文]。

损与耗意思相近,都是减少,但损是损失(有些不应有的意思)、耗是消耗(有些难
免的意思),从前辈们对不同字的选用上可以看出区别来,从而区分了abrasion与
attrition。以"英文定义(b)"较为贴切。

107. 磨耗 / 咀嚼磨耗 / 生理性磨耗

Attrition

英文定义： *n.*(14c):(a)The act of wearing or grinding down by friction.(b)The mechanical wear
resulting from mastication or parafunction, limited to contacting surfaces of the teeth
[GPT9-Pe13]。

GPT译文： ①磨耗的行为或摩擦掉;②由咀嚼运动或副功能所造成的、限于牙接触面的机械性
丧失。

中文定义： 是指在正常生理咀嚼过程中，随年龄的增长，牙咬合面和邻面由于咀嚼作用而发生的、均衡的、生理性的硬组织丧失。北医版《牙体牙髓病学》第 2 版的第 169 页中，"牙齿组织生理性磨耗的程度与年龄是相称的，垂直向的牙齿磨耗可通过根尖牙骨质增生和被动萌出来代偿。关于牙釉质生理性磨耗量有不同的报道：有学者报道每年约 29μm（20 ~ 38μm），但有人认为该丧失量仅用半年就可达到。"

108. 牙齿磨损

Tooth wear

英文定义： GPT 无。

中文定义： 泛指一切理化因素造成的牙齿组织渐进性丧失[北医牙体牙髓病学 2-P169]。

牙齿磨损的程度用**磨损指数**（tooth wear index，TWI）表示。TWI 是由 Smith 和 Knight（1984）提出的，包括牙的咬合面、颊（唇）面、舌面、切缘，以及牙颈部的磨损程度在内的牙齿磨损指数较适合于临床应用。

（1）0 度：釉面特点未丧失，牙颈部外形无改变；

（2）1 度：釉面特点丧失，牙颈部外形丧失极少量；

（3）2 度：牙釉质丧失，牙本质暴露少于面的 1/3，切缘牙釉质丧失，刚刚暴露牙本质，牙颈部缺损深度在 1mm 以内；

（4）3 度：牙釉质丧失，牙本质暴露多于面的 1/3，切缘牙釉质和牙本质丧失，但尚未暴露继发性牙本质和牙髓，牙颈部缺损深达 1 ~ 2mm；

（5）4 度：牙釉质完全丧失，牙髓暴露或继发性牙本质暴露，切缘的继发性牙本质或牙髓暴露，牙颈部缺损深度大于 2mm[北医牙体牙髓病学 2-P171]。

分　析： tooth wear 与 abrasion 都是磨损，前者是泛称，后者是前者中的一种，也就是说牙齿磨损的概念包括生理性磨耗、（非生理性）磨损（局部或多处的大量异常的磨损）、酸蚀症（为主因造成的缺损）和楔状缺损等各种非龋、非外伤性牙冠部的渐进性缺损。

109. 酸蚀症

Erosion

英文定义： *n.*（1541）:（a）An eating away; a type of ulceration.（b）In dentistry, the progressive loss of tooth substance by chemical processes that do not involve bacterial action, producing defects that are wedge-shaped depressions often in occlusal, facial and cervical areas[GPT9-Pe37].

中文定义： 也称**牙侵蚀症**，是牙齿受酸侵蚀，牙齿硬组织发生进行性丧失的一种疾病[北医牙体牙髓病学2-P171]。

分　　析：　几个名词的定义中,磨损、磨耗强调了机械性原因,对应的酸蚀选用化学性原因比用酸侵蚀并列关系较好,见GPT定义:

（1）　腐蚀;溃疡的一种类型。

（2）　在牙医学中,指由于非龋性的化学过程所造成的牙齿组织的渐进性丧失,造成的缺损成楔形凹陷,常见于牙的𬌗面、唇颊面与牙颈部区域[GPT译文]。

110. 楔状缺损

Wedge-shaped defect

英文定义：　GPT无。

中文定义：

（1）　指牙齿的牙颈部的硬组织在某种因素长期作用下逐渐丧失,形成由两个光滑斜面组成的楔形缺损[北医牙体牙髓病学2-P173、P174]。

（2）　是发生在牙齿唇、颊面颈部的慢性硬组织缺损[人卫牙体牙髓病学4-P150]。

分　　析：　中英文对楔状缺损的命名五花八门,对第2版《牙体牙髓病学》的分析非常全面[北医牙体牙髓病学2-P174],具体如下:

"近1个世纪以来,由于对这种牙体硬组织慢性损伤性疾病的致病因素和发病机制认识不同,国外学者在文献和书籍中对其命名很不一致,如有根据病因、部位、外形等命名为刷牙磨损（tooth brush abrasion）、颈部磨损（cervical abrasion）、V类洞磨损（class V abrasion lesion）、牙颈部楔形酸蚀（cervical wedge-shaped erosion）、牙颈部磨损/酸蚀（cervical abrasion/erosion）、特发性牙颈部病损（idiopathic cervical lesions）、应力导致的颈部病损（stress-induced cervical lesions）、内部碎裂（abfraction）等;有根据临床表现命名为牙颈部暴露（cervical tooth exposure）、非龋性牙颈部病损（non-carious cervical lesions）、楔形凹陷（wedge-like deep depressions）和楔状缺损（wedge-shaped defect）等。国内教材一直用楔状缺损命名,同时也在进行病因研究。

以前教材叙述楔状缺损的定义时,特指出是仅发生在唇或颊侧的牙颈部,而且以此作为横刷牙是致病因素的证据之一。近年国内、外均有楔状缺损发生在舌侧牙颈部的报道。"

111. 内部碎裂

Abfraction

英文定义：　*n.*（1991）: The pathologic loss of hard tooth substance caused by biomechanical loading forces. such loss is thought to be the result of flexure and chemical fatigue degradation of enamel and/or dentin at some location distant from the actual point of loading[GPT9-Pe6].

中文定义：　是由于生物机械应力造成的牙体硬组织的病理性缺损。这些牙釉质和／或牙本质缺损发生的部位往往远离实际的𬌗面受力点，其产生原因被认为是牙体硬组织的挠曲变形和化学疲劳降解的结果[GPT 译文]。

分　析：　在描写牙齿硬组织慢性损伤的名词中，abfraction 出现、应用的较晚（GPT, 1991；Levitch, 1994；过去被译为磨损的 abrasion 则出现于 1656 年 ）。有关的中英文名词较多但含义很不统一。对第 2 版《牙体牙髓病学》的分析是："广义上讲，磨损（wear）泛指一切理化因素造成的牙齿组织渐进性丧失。但从确切的定义讲，凡是能明确因素的磨损又各有不同的命名，比如：咀嚼磨耗（attrition）是指牙齿与对颌牙接触造成的磨损，可理解为生理性磨损；磨损（abrasion）指因机械磨损造成的牙齿组织渐进性丧失，也指包括摩擦剂（abrasive）在内的机械性磨损，修复材料的机械性磨损也用这个名称。化学因素如酸造成的牙齿组织渐进性丧失称为酸蚀症（erosion），还有一些致病因素不十分清楚或综合因素导致的牙齿组织渐进性丧失，如牙颈部的楔状缺损。"

"Lee（1981）和 Smith（1991）都发现楔状缺损的形态各异，相邻换牙楔状缺损的深度差别很大，推测𬌗力疲劳可能是另一重要因素，并提出牙齿弯曲－颈部拉应力致损理论（tooth flexure theory）：在侧向力作用下，牙颈部交变接受拉应力和压应力，牙釉质和牙本质的羟基磷灰石晶体间的化学粘接被破坏，由于小分子如 H_2O 进入微细裂缝而阻碍化学粘接恢复，组织出现疲劳损伤。周书敏和杨进等人（1989、1992）分别用生物力学研究证实了牙齿在接受咬合力时，应力集中在牙颈部。王嘉德等（1996—1998）用离体牙实验证明横刷牙、酸蚀和应力疲劳因素单独作用时牙颈部可以形成少量缺损，差异无显著性；但 3 种因素联合作用时，其致损的速度和缺损深度明显增加，缺损呈楔状；并证明了模拟𬌗力在联合致实验性楔状缺损的过程中起了重要的作用；实验性楔状缺损区即应力集中部位的牙本质和牙釉质的显微硬度显著降低，扫描电镜下观察到牙本质剖面上与受力方向一致的多种类型的微细裂纹和损伤，即应力疲劳性损伤——内部碎裂（abfraction），并提出这种应力疲劳损伤与其他因素协同作用形成了楔状缺损[北医牙体牙髓病学 2-P169、P176]。"

该词对于牙体缺损修复的意义在于提出了楔状缺损的另一种成因，那么，从逻辑上推理，如果修复楔状缺损时不改变该患牙的应力状态，充填法修复的任何材料在该位置上将不可避免地还会产生该位置原组织的应力疲劳损伤，充填体脱落或内部碎裂将是必然的结果。因此，先调𬌗，使该部位产生正常𬌗关系时正常强度的拉压应力而不产生应力集中，然后再充填或做嵌体；或做冠，改变𬌗接触、改变边缘位置（目的是改变危险截面的位置或在危险截面处加固），才是应对此类损伤导致的缺损合乎生物力学的修复设计。

abfraction 被译为"内部碎裂"已 20 多年,按英文构词法应是"脱落的碎屑"之意,而 GPT 的定义是:"应力导致硬组织的挠曲变形和化学疲劳降解"这样一个先后关系的描述,虽然还不能定论如没有刷牙、酸的联合作用还会不会形成楔状缺损,但应力是成因,内部碎裂是中间变化,形成缺损是结果,如将其命名为"内部碎裂""应力缺损",都不全面,内部什么? 哪里的内部呢? 后者不太符合专有名词的要求,也难以与磨耗、磨损形成良好的并列关系,且不如"楔状缺损"对部位形态都描述得很形象,相比之下,"**颈部应力碎裂**"含义与原文较为接近。

112. 磨耗小平面

Wear facet

英文定义: Any wear line or plane on a tooth surface caused by attrition[GPT9-Pe91]。

GPT 译文: 是指由于生理性磨耗所造成的牙齿表面上的磨耗线条或平面。

中文定义: 无。

分　析: 既然是生理性磨耗造成的,为什么 GPT 不用 attrition 而用 wear? 是因 wear 也有正常使用造成的损耗的含义,如习惯用语: wear and tear(正常使用造成的损坏)。

113. 邻间隙

Interproximal space

英文定义: The space between adjacent teeth in a dental arch. It is divided into the embrasure space, occlusal to the contact point, and the septal space, gingival to the contact point [GPT9-Pe50]。

中文定义: 位于两牙之间,接触区的龈方,是一个以两牙邻面为边,牙槽嵴为底而构成的三角形间隙。此间隙正常时为牙龈乳突充满,阻止了食物的堆积,保护牙槽骨和邻面[北医牙体解剖与口腔生理学 2-P94]。

分　析: 中文定义更像是龈外展隙的定义,GPT 定义较好:在牙弓中相邻两牙间的间隙。可分为位于接触点𬌗方的外展隙间隙及位于接触点龈方的间隙[GPT 译文]。

114. 外展隙

Embrasure

英文定义: *n.*(1702):(a)The space formed when adjacent surfaces flair away from one another. (b)In dentistry, the space defined by surfaces of two adjacent teeth; there are four embrasure spaces associated with each proximal contact area: occlusal or incisal, mesial, distal, and gingival[GPT9-Pe35].

中文定义：

（1）是指接触区向周围展开的空隙，它们是牙齿四周食物的排溢通道。这些外展隙以它们与接触区的位置关系来命名，外展隙的命名有**颊（或唇）外展隙**、**舌外展隙**、**切外展隙**和**𬌗外展隙**。另外，还有龈外展隙（也就是颈外展隙），但这只是在邻间隙没有被龈乳突占据时才存在，此间隙是指牙龈到接触区之间的空隙，而不是总存在的[北医牙体解剖与口腔生理学 2-P94]。

（2）在两牙接触区周围均有向四周展开的呈 V 字形的空隙，称为**楔状隙**或外展隙[人卫口腔解剖生理学 7-P55]。

分　析：邻间隙、外展隙、楔状隙三个名词的前两个字都不同，指的却是同一个事物。GPT的两个定义也前后矛盾：邻间隙只有𬌗、龈两向；外展隙却有了 4 个方向的。作为每个独立发育形成的牙，在牙弓中建立邻面接触后，邻面凸点的四周都有隙是自然的事情，所以不会只有𬌗向、龈向有而舌向、颊向没有的可能。三个名词中，外展隙一词最严谨，最专有。邻间隙从词义上易与牙间隙、邻牙间隙混淆。楔状隙从外形上描述并不十分相像，楔状一词，他处均可用，全国科学技术名词审定委员会虽将其译为此，但非专为口腔界所译。口腔界已应用外展隙多年，第 1 版《口腔矫形学》也应用的该词，不宜再改为楔状隙。

115. 牙间隙

Diastema

英文定义：　*n.*(1854): A space between two adjacent teeth in the same dental arch[GPT9-Pe32].

中文定义：　无。

分　析：指的是牙与牙之间无邻面的接触时牙与邻牙之间的间隙。如因发育所致牙龈不一定有明显退缩。diastema 与 interdental space 是同义词，interproximal space 与 embrasure 是同义词。这样一比较就更能看出为什么 GPT 先有了 interproximal space 而后又有了表达更明确的 embrasure。牙间隙、邻间隙中英文名词含义上都有重叠之处。邻间隙远不如外展隙表达清晰无误：（良好邻面接触之外的）外展（处之）隙。所以，邻牙间的整体间隙应用牙间隙表达不用邻间隙；外展处用外展隙不用邻间隙。牙间隙的定义可用 GPT 译文：

在同一牙弓中两相邻牙齿间的空隙。

116. 龈外展隙

Gingival embrasure

英文定义：　The space between adjacent teeth that is cervical to the interproximal contact area

［GPT9-Pe43］.

中文定义：　是指牙龈到接触区之间的空隙［北医牙体解剖与口腔生理学2-P94］。

117. 龈外展隙暴露

Interdental gingival space

英文定义： Any interproximal soft tissue loss as a result of periodontal disease, traumatic, mechanical or chemical preparation or crown lengthening procedures［GPT9-Pe49］.

GPT译文： 任何因牙周病、创伤、机械或化学预备或冠延长术所导致的邻间软组织的丧失。

中文定义： 无。

分　　析： 从名词构成上，第8版GPT用interdental gingival void，与第9版的interdental gingival space都不如gingival embrasure void更严谨，void作名词是empty space的意思，如译为**牙间龈空缺**，定义又是软组织的丧失，似乎牙龈没了，但牙龈软组织仍在，只是往根向退去了、缩了一些。中英文都有俗称**黑三角**（black truangle）一词，挺形象，做俗称可以，做专业名词就不专有了。龈外展隙暴露，词根有解剖学原词，生理作用（保护牙齿邻面、保护下方牙槽骨、防止食物嵌塞）有组织学依据，病名描述没有错误，后续治疗时词意易于接续上，如做冠时，增大邻接触面的殆龈径，减小龈外展隙。

龈外展隙暴露是一个动态的渐进的过程，如果只考虑牙的磨耗，四个外展隙，随着牙邻面的磨耗，都会越来越小，龈外展隙也会缩小。但由于牙槽骨的吸收、牙龈乳头的萎缩与下降，龈外展隙会逐渐暴露并会显得越来越大，但严格地说，是原来牙间隔的空间与龈外展隙的空间融为一体了，所以才显得大了。

修改定义： 原被龈乳头充满的龈外展隙，因龈乳头向根方退缩而暴露的现象。

118. 牙釉质发育不全

Enamel hypoplasia

英文定义： GPT无。

中文定义： 牙釉基质发育不全或形成缺陷［北医牙体牙髓病学2-P151］。

119. 牙本质发育不全

Dentinogenesis imperfect

英文定义： GPT无。

中文定义： 是一种牙本质发育异常的常染色体显性遗传疾病，无性连锁，可在一家族中连续几代出现，男女都可罹患［人卫儿童口腔医学3-P68］。

牙本质发育缺陷可分为遗传性牙本质发育不全（dentinogenesis imperfect, DGI, DI）和遗传性牙本质发育不良（dentin dysplasia, DD）[北医牙体牙髓病学2-P154]。

120. 氟牙症

Dental fluorosis

[同义词]　**氟斑牙、斑釉牙**（mottled enamel）

英文定义：　GPT 无。

中文定义：　氟牙症是地区性慢性氟中毒（fluorosis）的一个突出的症状。地区性慢性氟中毒是一种地方病，主要累及骨骼和发育期的牙齿。出现骨病变的严重慢性氟中毒，被称为氟骨症；而仅出现牙齿病变的慢性氟中毒，则被称为氟牙症。氟牙症是一种特殊类型的牙釉质发育不全，患牙在临床上主要表现为牙釉质上出现着色的斑块和缺损[北医牙体牙髓病学2-P154]。

121. 四环素牙

Tetracycline teeth

英文定义：　GPT 无。

中文定义：　在牙齿发育、矿化期间服用了四环素族药物，使牙齿的颜色和结构发生改变的疾病[北医牙体牙髓病学2-P157]。

122. 牙隐裂

Incomplete fractured tooth

英文定义：　GPT 无。

中文定义：　未经治疗的牙齿表面由于某些因素的长期作用而出现的临床不易发现的细微裂纹，又称**牙微裂** ya wei lie[北医牙体牙髓病学-P176]。

分　　析：　在治疗原则中，隐裂牙有无临床症状、需要何种治疗？取决于病因、隐裂部位与深度。

对因治疗：调𬌗。适用于牙釉质隐裂，但此时往往患者不来就诊。

早期隐裂的间接盖髓、复合树脂充填与调𬌗，也可称为去除裂纹、填充、去除病因。

波及牙髓后的对症治疗与防止劈裂的方法中，治疗顺序与治疗思路是患牙能否长期保留的关键。

"在做牙髓治疗的同时，应该大量调磨牙尖斜面，永久充填体选用复合树脂为宜。

如果隐裂为近远中贯通型，应同时做钢丝结扎或全冠保护，防止牙髓治疗过程中牙冠劈裂。多数隐裂牙仅用调𬌗不能消除致劈裂的力量，所以对症治疗之后，必须及时做全冠保护。"这段话 [北医牙体牙髓病学 -P179] 是一个治疗顺序，即牙髓治疗—调𬌗—全冠。

可以分析出治疗顺序应该做一下调整，改为：全冠—牙髓治疗。

（1）当裂纹未及髓腔属可复性牙髓炎时，麻醉，取初印，牙体制备，观察裂纹部位、深度，通过制备能去除裂纹最好，不能，全冠能将肉眼可见裂纹全部包被即可，做暂时冠，暂时粘固剂粘固，观察。如术后症状消失，则牙髓治疗与调𬌗都不需要做了。1~2 个月后换永久全冠即可，保住了牙髓。

（2）当已经是牙髓炎了，也按此顺序，麻醉，取初印，牙体制备，观察裂纹部位深度，轴壁上的裂纹能看到末端最好，将全冠边缘设计到裂纹末端的龈端 1.5mm 处健康完整牙本质上，做暂时冠，暂时粘固剂粘固，粘固剂凝固后，戴着暂时冠、在𬌗面开孔做牙髓治疗，完成后续治疗，观察期结束后换永久全冠。此时的思路是保牙，不使裂纹再扩大。裂纹深入结合上皮之下的，如有可能甚至有必要做冠延长来满足全冠边缘位置的要求，否则一个有微裂的根干或牙根在受力下会发生什么难以预料，一个通向牙周膜的微渗漏会不会导致感染也难以把握。

修改治疗顺序的原因：牙本质是脆性材料，有耐压不耐拉的特性。治疗时进入髓腔与根管内的任何动作与步骤，如根管扩大、加压充填等，施加给髓腔内壁的都是拉应力（而外部的冠施加给预备体的都是压应力），如没有暂时冠的保护都会扩大裂纹。钢丝结扎效果取决于牙的外形、钢丝的粗细、术者的操作与结扎的部位，结扎部位不对操作不当时起不到作用。如果把肉眼可见的裂纹称作宏观裂纹的话，裂纹下方还有可能有肉眼不可见的细观裂纹与微观裂纹 [北医牙体牙髓病学 1-P176、P179]。

123. 早接触

Occlusal prematurity/ Premature contact/Deflective occlusal contact

英文定义： A contact that displaces a tooth, diverts the mandible from its intended movement or displaces a removable denture from its basal seat [GPT9-Pe29]。

中文定义：

（1）下颌由姿势位闭合道上下牙发生最初接触的颌位，如果只有少数牙甚至个别牙接触，而不是牙尖交错广泛紧密的接触，这种少数牙甚至个别牙接触，称为早接触 [人卫𬌗学 3-P115]。

（2）当正中𬌗多数牙尖不接触时个别牙尖的接触 [北医 2-P293]。

（3）如果肌位只有少数牙或个别牙先接触，不是牙尖交错位广泛接触，这种个别牙的接触 [人卫 7-P437]。

分　析： 中文三个定义与GPT8的定义近似：Any contact of opposing teeth that occurs before the planned intercuspation［GPT8-P57］。而GPT9的定义，有两个关键词：divert/displace，强调的是使下颌运动改变方向、使天然牙或活动义齿移位的
𬌗接触。但这样定义容易与𬌗干扰混淆。

124. 𬌗干扰

Occlusal interference

英文定义： Occlusal interference：(a)Any tooth contact that inhibits the remaining occluding surfaces from achieving stable and harmonious contacts.(b)Any undesirable occlusal contact［GPT9-Pe62］。

中文定义：

（1）　咬合高点阻碍或干扰了下颌在保持牙接触情况下所进行的平滑协调的各项运动，而迫使下颌发生偏斜运动或非功能接触，称为𬌗干扰［人卫𬌗学3-P111］。

（2）　侧方和前伸𬌗接触滑动的过程中多数牙尖不接触而个别牙尖的接触［北医2-P293］。

（3）　前伸𬌗运动中后牙的接触、侧𬌗运动中出现非工作侧牙的接触，这些异常的接触点［人卫7-P438］。

分　析： 早接触与𬌗干扰虽是两个名词，但从定义的内容上不好区分，临床工作中也不易区分，早接触既会影响到牙尖交错位的闭合，也会导致下颌偏斜。

　　早接触与𬌗干扰是怎么造成的？为什么会产生个别牙的接触而其他牙不接触？正常发育完成后的恒牙列，在漫长的使用岁月里，如没有疾病、外伤或其他原因，自行突然产生早接触与𬌗干扰的可能性很小。

　　早接触与𬌗干扰的产生原因有：

（1）　发育不正常：因萌出时间、位置的异常导致的牙列三维排列不正常，又超出了混合牙列与恒牙列初期的牙周膜调整与磨耗调整牙位能力的上限，便有可能形成早接触或𬌗干扰。

（2）　发育完成后智齿的非正常萌出与建𬌗。

（3）　牙列原有的三维动力平衡被打破：牙列缺损后未及时修复，邻缺隙的牙在移位与对𬌗牙在过萌的过程中量的积累超过正常上限的拐点后形成；埋伏阻生智齿拔除后紧邻的第二磨牙产生的早接触等都属该原因。

（4）　医源性原因：充填体、嵌体、冠、固定桥修复，正畸，牙周治疗等设计不当都可能造成。

　　高点，多高算高？0.1mm还是多少？每人的感觉因本体感受器的敏感度不同而会有区别。临床经验，敏感的人8μm以下感觉不到差异，一般的人20μm以下分辨不出来。大于此量，患者会感觉有早接触。牙周健康的比有牙周病的敏感，有固定

修复的比有活动修复的敏感。

早接触可是长期的可是短期的。如是医源性原因,高的不多时,如在 20~40μm 时,修复材料又较软,磨耗便可消除该早接触;发育的原因、材料较硬,患者未能及时就诊,就会形成长期的早接触,但患者不会永远让自己其他的牙咬不上,使下颌偏斜后就可找到一个相对广泛的牙尖交错位建立𬌗接触,早接触就形成了𬌗干扰。如未能及时就诊,就形成长期𬌗干扰。当牙周能代偿时,有早接触的牙产生牙移位也能消除早接触,这种情况下下颌便不会偏斜;不能代偿的除了引起下颌偏斜外,还有可能引起各种创伤等问题。因发育、智齿的原因有前伸𬌗干扰与侧方𬌗干扰的,不通过医学手段一般也不能解除。所以,早接触不一定都会形成𬌗干扰,只有在引起了下颌偏斜闭合时才是;而𬌗干扰则不一定有早接触,有前伸𬌗干扰与侧方𬌗干扰的在牙尖交错位不一定有早接触。

修改定义: 在牙尖交错位产生广泛𬌗接触之前个别牙或少数牙先产生的𬌗接触称为早接触。

任何不必要的非工作侧𬌗接触与导致下颌发生偏斜闭合的早接触都属于𬌗干扰。

125. 龈染色

Gingival stain

英文定义: GPT 无。

中文定义: 龈染色是容易出现的修复后并发症,表现为龈缘或龈和黏膜组织青灰色或暗褐色。其直接原因是金属基底的氧化物渗透到龈组织中,可能因为金属基底氧化物未清除干净,或因各种原因引起的腐蚀产生氧化物,或因龈缘炎症诱发[人卫 7-P93]。

126. 突度 / 凸度

Convexity

英文定义: GPT 无。

中文定义: 牙冠的唇、颊、舌面都有一定的凸度,这也是牙冠外形高点所在之处。虽然每个牙的凸度外观并不是一致的,但一般来说,前牙和后牙的颊侧外形高点总在颈 1/3,前牙的舌侧外形高点也在颈 1/3,而后牙舌侧则在中 1/3 或其附近。当咀嚼时排溢的食物顺着牙冠的凸度滑下,恰好在牙龈的表面轻轻擦过,给予牙龈轻微的按摩刺激,所以唇、颊、舌面的凸度为食物滑下牙齿表面、给予牙龈适度按摩提供了正确的方向和适宜的角度。

若凸度过大,牙龈将失去食物的按摩而退变失去张力,容易感染,或废用性萎缩;

同时牙颈部也会失去自洁而易龋患。

若凸度过小，将会使食物直接撞击颈部牙龈，使牙龈受到创伤，与牙齿分离形成间隙，导致食物滞留在牙颈部，引起牙周疾患、牙龈炎症，或组织萎缩。

适当的唇、颊、舌面凸度保证食物的适宜方向，从而给予组织适度的刺激，并保护颈部牙龈。除此之外，舌面的凸度还有助于舌更贴近牙齿，提高清洁的效率。同样，颊面的凸度也有助于唇、颊部的清洁作用，另外，牙冠颈 1/3 的凸度还可起到扩展龈缘的作用，使牙龈紧张有力[北医牙体解剖与口腔生理学 2-P95、P96]。

分　　析：　凸度是生理的，沟、窝、隙等凹处也是生理的。人卫版《口腔解剖生理学》第 7 版的第 54 页中也有牙冠唇颊舌面突度或凸度，牙冠邻面突度等词。该词在修复学中存在的意义除了定义中的内容外，还是做冠类修复时需要做出冠的突度，放置固位体时外形高点线或观测线的位置在其上等的需要。统称为**冠轴面凸度**较好，细分时再是唇面或颊面凸度、舌面凸度、邻面凸度等。

127. 颈缘线

Cervical line

英文定义：　GPT 无。

中文定义：　牙颈是指牙冠与牙根的交界处。因其呈一弧形曲线，也称为颈线或颈缘。此处也是牙冠的牙釉质和牙根的牙骨质的交界。

颈线是牙冠与牙根交界处的一条弧形曲线，它也是牙釉质和牙骨质交界的标志线。在牙齿的近中面和远中面上，颈线的曲度大小取决于牙颈上方接触区的高度和颊舌径的宽度。前牙的颈线曲度比后牙要大，明显突向切端，这是因为前牙唇舌径窄、颈切长度大，需要更深的包埋和骨的支持，所以需要牙齿之间的牙槽骨更向切方突出。而后牙颊舌径宽，有更多的骨支持，并不需要牙齿之间的牙槽骨升高。

一般来说，牙齿越向前，颈线的曲度越大。上颌前牙有最大曲度的颈线。下颌前牙的曲度比上颌前牙要小 1mm 左右。另一方面，同一牙上近中曲度要大于远中曲度。所有后牙近中曲度平均为 1mm，远中曲度通常非常小，不足 0.5mm，总的规律是牙颈线的曲度在远中面通常比近中面小 1mm。

牙冠颈部通常被牙龈缘包绕，随着牙齿的萌出，个体的衰老、牙周疾患等，龈缘的高度会发生变化，但颈缘的位置却是恒定不变的[北医牙体解剖与口腔生理学 2-P23、P96]。

分　　析：　**牙颈**、**颈缘**、**颈线**和颈缘线，一个解剖位置有 4 个名词。按文字含义，此处缘用得不对，缘者，边也。颈线上有冠部，下有根部，居中间而不位于边，缘字何来？所以称为**牙颈线**，简称颈线最确切。

128. 抛光剂

Abrasive

英文定义： *n.*: A substance used for abrading, smoothing, or polishing[GPT9-Pe6].

GPT 译文： 是指用于磨光、光滑或抛光的一种物质。

中文定义： 无。

分　析： 修复学中有抛光工序，相应地就应有抛光剂，在人卫版《口腔材料学》第 2 版与北医版《口腔材料学》第 1 版中，抛光剂被相应称为"**研磨材料** / 研磨和**抛光材料**"，研磨工具里用了"抛光轮"一词。

129. 抗焊剂

Soldering antiflux

英文定义： A material, such as iron oxide(rouge)dissolved in a suitable solvent such as turpentine, placed on a metal surface to confine the flow of molten solder[GPT9-Pe81].

GPT 译文： 溶解在适当溶液如松节油里的一种材料，如氧化铁，将其置于金属表面以限制可熔焊料的流动。

中文定义： 无。

130. 助焊剂

Soldering flux

英文定义： A material such as borax glass($Na_2B_4O_7$)applied to a metal surface to remove oxides or prevent their formation in order to facilitate the flow of solder[GPT9-Pe81].

GPT 译文： 一种应用于金属表面去除氧化物或阻止其形成的以利于焊料的流动的材料，如硼砂玻璃。

中文定义： **焊媒**是用于保证钎焊过程顺利进行的辅助材料，也被称为**焊药**、**钎剂**等[人卫口腔材料学 5-P239]。

131. 焊接

Solder

英文定义： *n.*(15c): A fusible metal alloy, distinguishable between the two uniting metals, used to unite the edges or surfaces of two pieces of metal; something that unites or cements [GPT9-Pe81].

　　　　　　vb.: To unite, bring into, or restore to a firm union; the act of uniting two pieces of metal by the proper alloy of metals[GPT9-Pe81].

GPT 译文： 用可熔的金属合金把两部分金属的边缘或表面连接起来。

将金属的两部分通过适当的金属合金连接起来。

中文定义： 焊接(welding)是通过加热或加压，或两者并用，或用填充材料(钎料)，使金属修复体结合在一起的方法[人卫口腔材料学 5-P186]。

分　析： 熔焊，压焊时并不用焊料，中文定义比 GPT 定义更全面。

132. 殆重建

Occlusal Rehabilitation/Oral Rehabilitation/Occlusal reconstruction

英文定义： Treatment methods for the restoration of the dentition to its optimum functional state, entailing adjustment of occlusal tooth surfaces through selective grinding, orthodontic alignment of teeth, prosthetic restoration, surgical correction of diseased parts, and other dental procedures, aimed at restoring normal masticatory function, proper esthetic appearance of the teeth and facial expression, improved phonetics, and preservation of the teeth and the periodontal ligament.(牙列修复至最佳功能状态的治疗方法，牵涉调殆、正畸、修复、外科纠正病变部分与其他牙科手段，力求达到恢复正常的咀嚼功能，像样的牙齿与面部外观，改进的发音与对牙齿和牙周的保护。)"

该词条后还有对 oral rehabilitation/mouth rehabilitation 的定义："Correction, treatment, and improvement of the dentition through procedures that may range from a single amalgam restoration to complete mouth reconstruction by means of extensive crown and bridgework(S. Jablonski. Illustrated Dictionary of Dentistry.W. B. Saunders Company: 1982: 671).(改正、治疗与改善牙列的步骤，可能包括从单个银汞修复到全口广泛的冠桥修复。)"

中文定义：

（1）为口腔修复的一种重要方法，包括颌位的改正，适当地恢复垂直距离，重新建立正常的殆关系，使之适合颞下颌关节及颌面肌肉的解剖生理，从而消除殆异常而引起的口颌系统紊乱，恢复其正常功能(王惠芸 . 殆学 . 北京：人民卫生出版社，1990：252)。

（2）是指用修复方法对患者所存在的不良的牙列咬合状态进行改造和重新建立的过程，包括颌位的改正、全牙弓殆面的再造、合适垂直距离的恢复及正常殆关系的重建等问题，这些因素不但决定了修复体的功能、美观和长期稳定性，而且直接影响口颌系统的健康(易新竹 . 殆学 . 第 3 版，北京：人民卫生出版社，2012：173)。

（3）是指用修复方法对牙列的咬合状态进行改造和重新建立，包括全牙弓殆面的再造,颌位的改正,恢复合适的垂直距离,重新建立正常的殆关系,使之与颞下颌关节及咀嚼肌的功能协调一致,从而消除因殆异常而引起的口颌系统紊乱,使口颌系统恢复正常的生理功能(口腔修复学.第7版.北京:人民卫生出版社,2012:443)。

分　析:

（1）　提出问题:殆重建,应该如何定义? 应该在什么范畴中定义? 如果应该定义,S. Hobo 等人 1990 年出版的专著,以 *Osseointegration and Occlusal Rehabilitation* 为书名; M. Gross 在 2015 年出版的专著,以 *The Science and Art of Occlusion and Oral Rehabilitation* 为书名。为何在两本书中都找不到对 occlusal/oral rehabilitation 的定义或对他人定义的引用? 难道他们都认为这只是一个泛泛的不可定义的或无需定义的名词? 那为什么又为此写出了皇皇巨著? 还是在他们之前已有人做过较为权威的定义? 但如果认可该权威定义,又为什么不引用一下呢? 起码从行文结构上会更完整些吧,书名上的名词、要写的内容,没有定义,这又该如何理解呢?

《口腔修复学》教材从 2003 年出版的第 5 版开始就有咬合重建的定义了。如果说殆重建是"是指用修复方法对患者所存在的不良的牙列咬合状态进行改造和重新建立的过程"。按此定义,殆重建应是口腔修复学的内容,但为什么在世界上最为著名的 *The Glossary of Prosthodontic Terms*(GPT,《口腔修复学术语汇编》)中,从 1956 年出版的第 1 版一直到 2017 年出版的第 9 版,都没收录 occlusal rehabilitation /oral rehabilitation/occlusal reconstruction 一词? 自然更不会有定义了。作为最经典,历史最悠久的这部《口腔修复学术语汇编》都不收录,难道 GPT 的编委会专家们认为这根本就不是一个可以定义或限定的口腔修复学概念? 还是认为该名词的定义不应限定在口腔修复学范畴中? 在 60 多年 9 届编委会的编撰过程中,这绝不可能是疏漏的原因能解释的。

GPT 中只有一个词看起来像殆重建的近义词,即 occlusal reshaping,可该词的同义词又标明是 occlusal adjustment/selective grinding。这就说明该词不是殆重建的意思而应翻译成调殆[GPT9-e63]。

（2）　逻辑推理:如果说殆重建一词就是来自于"殆关系的重建",泛指所有的大大小小的殆关系的重建,那么从逻辑上包括以下四种情况:

1)局部缺失的殆关系的重建(个别牙的、部分牙列的);

2)全部缺失的殆关系的重建(全牙列的);

3)局部不良的殆关系的重建(个别牙的、部分牙列的);

4)全牙列不良的殆关系的重建(全牙列的)。

但按此逻辑推理:四种情况中 1)是牙列缺损修复,2)是总义齿修复,3)是牙体缺损修复,只有 4)叫全牙列牙体缺损修复,不如叫殆重建来的简要了。

（3）　定义分析:从以下 5 个定义中,如果找共同点,4 个定义中都明确提到了恢复功能,描述的需要重建的对象都是真牙列。恢复功能是口腔所有治疗的目的或原则都会有的；真牙列的𬌗关系有各种问题需要重建，才应是定义的核心内容。

定义1："将牙列修复至最佳功能状态的治疗方法，牵涉调𬌗、正畸、修复、外科纠正病变部分与其他牙科手段，力求达到恢复正常的咀嚼功能，像样的牙齿与面部外观，改进的发音与对牙齿和牙周的保护。"定义的是"治疗方法"，没解释牙列没在最佳功能状态的原因是什么。是磨耗了？错𬌗？缺损了？还是发育的问题、外伤或肿瘤的原因？全牙列不良的𬌗关系，既有可能是因全部牙齿的牙体缺损、磨耗造成的；也有可能是局部𬌗干扰造成的；还有可能是发育的问题、外伤或肿瘤的原因。后者，需正畸加颌面外科术后的𬌗重建修复。定义1没说原因，也可看作将以上各种情况都包括在内了。

定义2："改正、治疗与改善牙列的步骤，可能包括从单个银汞修复到全口广泛的冠桥修复。"该定义容易被泛泛理解，把临床工作中大量的1）、3）中的牙列、牙体缺损修复都叫𬌗重建是不对的。但如智齿萌出后形成𬌗干扰，如最后磨牙的冠修复导致的医源性𬌗干扰，均有可能导致下颌需偏斜才能闭合，如未能及时发现与纠正，则在偏斜颌位上产生一定的磨耗后，即使拔除智齿、拆除冠，也需相当量的调𬌗才能使得颌位接近或回到原ICP。这样的情况下，属于定义1范畴有点小，属于定义2范畴有些大。

定义3："为口腔修复的一种重要方法，包含颌位的改正，适当地恢复垂直距离，重新建立正常的𬌗关系，使之适合颞颌关节及颌面肌肉的解剖生理，从而消除𬌗异常而引起的口颌系统紊乱，恢复其正常功能。""为口腔修复的一种重要方法"，即将𬌗重建局限在了口腔修复学范畴。"重新建立正常的𬌗关系"，意味着原有"不正常的𬌗关系"，但不知是局部缺失的1）、局部不良的3）还是全牙列不良的4），"使之适合……"之后的话是定义的治疗目的，但该治疗目的不如定义1中"将牙列修复至最佳功能状态"更确切，而且"从而消除𬌗异常而引起的口颌系统紊乱"作为目的，怎么理解？是有口颌系统紊乱才做𬌗重建，还是没有紊乱就无需做？对口颌系统紊乱怎么定义？是等同于已有定义的颞下颌关节紊乱病或肌功能紊乱还是需另下定义？有无程度之分？

定义4："是指用修复方法对患者所存在的不良的牙列咬合状态进行改造和重新建立的过程，包括颌位的改正、全牙弓𬌗面的再造、合适垂直距离的恢复及正常𬌗关系的重建等问题，这些因素不但决定了修复体的功能、美观和长期稳定性，而且直接影响口颌系统的健康。"定义中"所存在的不良牙列咬合状态"与4）中"全牙列不良的𬌗关系"所描述的基本相同，"改造和重新建立"与"重建"是同义。该定义对𬌗重建所限定的概念较为明确，除了"颌位的改正"需要进一步明确只是垂直向的还是也包括水平向的外，整个定义也容易被理解为仅需"修复方法"即可完成𬌗重建。

定义5："是指用修复方法对牙列的咬合状态进行改造和重新建立，包括全牙弓𬌗面的再造，颌位的改正，恢复合适的垂直距离，重新建立正常的𬌗关系，使之与颞下颌关节及咀嚼肌的功能协调一致，从而消除因𬌗异常而引起的口颌系统紊乱，使口颌系统恢复正常的生理功能。"该定义与定义 3 内容相近，治疗目的更是几乎一样的三句话。"颌位的改正"，对重度磨耗牙列来说，全牙列的𬌗面需要再造，恢复合适的垂直距离好办，但对于水平颌位来说，怎么判断是否需要改正？如何改正？如果重度磨耗多年，下中线偏斜了 2mm；再如，患者偏侧咀嚼多年，后牙一侧对刃了，需要改正吗？怎么改正？是真的来移动水平颌位吗？后牙的覆盖，如牙冠𬌗龈径高度够，可在反斜面设计上解决对刃建立覆盖；但前牙中线偏斜，靠后牙冠桥𬌗面的尖窝交错就能强行让患者的下颌往对侧移动 2mm 吗？这都是较小的水平颌位问题，还不要说大的水平颌位问题，仅用修复的方法怎么可能纠正肌肉的肌力闭合道而改变水平颌位？"因𬌗异常而引起的口颌系统紊乱"，就一定是𬌗重建的适应证吗？如果有𬌗异常但没引起口颌系统紊乱，还做不做𬌗重建了呢？

（4）　分析总结：从以上分析可以看出，𬌗重建的定义中较为明确的是定义 4，但该定义缺少定义 1、2 中所包括的范围。因发育原因譬如骨性反𬌗的患者，如果是外科正颌的适应证，在术前的治疗计划中，正畸与修复都是不可少的，虽然最后要通过调𬌗与/或修复来重建𬌗，但该𬌗重建可不是仅靠修复能完成的。

所以，以下几点是应该说清楚的：

1）𬌗重建离不开修复或者说最后离不开修复。

2）但有些需要𬌗重建的病例并不是仅靠修复就能解决的。

3）𬌗重建不应与牙体缺损修复、牙列缺损修复混为一谈，"单个银汞修复"也好，多个嵌体或冠也好，前牙或后牙的固定桥也好，都属牙体缺损修复、牙列缺损修复而不是𬌗重建。

4）可以由患者自行摘戴的修复方式，如可摘局部义齿、总义齿、𬌗垫和覆盖义齿，由于可在瞬间建𬌗与失𬌗，不应在𬌗重建的概念范畴中。

5）全牙列的冠/或冠桥、调𬌗与牙列大部分的冠桥的固定修复或冠桥与牙列大范围的调𬌗，均是𬌗重建。

6）种植固定总义齿也应属于𬌗重建。

7）𬌗重建可以改正水平颌位缺少理论与事实依据。

在此基础上如果来修改𬌗重建的定义，根据原因、目的与方法手段的不同，似乎有必要将其明确分成广义与狭义两个定义，这样一来 GPT 不录入该词的原因可用广义的定义超出了口腔修复学的范畴来理解，二来用狭义的定义限定口腔修复专业进行𬌗重建的范围与内容以避免滥用：

广义的𬌗重建：

可用定义 1 修改成：将因发育、外伤、疾病等原因导致的𬌗关系严重不良的牙列，用调𬌗、正畸、修复、颌面外科与其他口腔治疗方式，重建合适的牙列𬌗关系，力求达到恢复患者正常的咀嚼功能与面部外观，改善发音，保护牙齿和牙周的一种口腔序列治疗。

狭义的𬌗重建：

可用定义 4 修改成：将因发育、龋坏、磨耗等原因导致的牙冠的外形、外观与𬌗接触严重不良的牙列，用固定修复方法再造全牙列、重建正常的𬌗接触与外观，以及用种植固定总义齿修复无牙颌的治疗方法。

三、可摘局部义齿部分

1. 可摘义齿

Removable dental prosthesis(RDP)

英文定义： A removable complete or partial denture, overdenture, or maxillofacial prosthesis that replaces some or all missing teeth; the dental prosthesis can be readily inserted and removed by the patient[GPT9-Pe75].

中文定义： 无。

分　　析： 可摘义齿是义齿中可由患者自行摘戴的一类。GPT 定义表明，除可摘局部义齿外，总义齿、各种覆盖义齿都属此类。国内在 20 世纪初口腔修复学的初创时期，义齿的种类少，将总义齿与可摘局部义齿各分为了一类以与固定义齿并列。

2. 局部义齿

Partial denture

英文定义： A removable dental prosthesis or a fixed partial denture that restores a partially edentulous arch[GPT9-Pe66].

中文定义： 无。

分　　析： 只要不是修复牙列缺失的而是修复牙列缺损的义齿，无论活动的、固定的，无论牙支持式、黏膜支持式、种植体支持式还是固定修复体支持式都属局部义齿类。

3. 可摘局部义齿

Removable partial denture

英文定义： A removable denture that replaces some teeth in a partially edentulous arch; the removable partial denture can be readily inserted and removed from the mouth by the patient[GPT9-Pe76].

中文定义： 是利用天然牙、基托下黏膜和骨组织支持，依靠义齿的固位体和基托固位，用人工牙恢复缺失牙的形态和功能，用基托材料恢复缺损的牙槽嵴、颌骨及其周围的软组织形态，患者能够自行摘戴的一种修复体[人卫 7-P192]。

分　　析： 有了种植后，中文定义的含义就窄了，这时就没必要定义支持方式与固位方式了，义齿只要满足可摘戴、修复牙列缺损两个条件，就应属于该名词所界定的义齿种类。

修改定义：　修复牙列缺损的可由患者自行摘戴的义齿。

4.　牙支持式义齿

Tooth-supported dentures

[同义词]　**牙支持式可摘局部义齿**

英文定义：　GPT 无。

中文定义：　牙支持式指缺隙两端均有余留天然牙，两端基牙均设置支托，义齿所承受的力主要由天然牙承担。适用于缺牙少、基牙稳固的病例，其修复效果好[人卫 7–P193]。

分　　析：　"牙支持式义齿"一名，中文、英文名词都不好，可摘 removable 与局部 partial 几个字是不能省略的，否则易与固定义齿的命名混淆。GPT 还将此词与 overdenture 列为同义词[GPT–Pe87]。

　　　　　　活动桥，removable bridge 也属于此类，但由于其线式支持、有误咽的危险，而用得越来越少，种植产生后，则近乎不再用了。

　　　　　　牙支持式一词，在活动桥不用了以后，应该弃用该词，在很多情况下，即使是无分类的 Kennedy Ⅲ类修复，如 14—16 缺失后的修复，也不全是牙在支持该义齿，大小连接体受力后变形，会使得一部分力量传导至剩余牙槽嵴与大连接体下方的黏膜上。

5.　黏膜支持式义齿

Mucosa-supported dentures

英文定义：　GPT9 无。

中文定义：　黏膜支持式是指义齿所承受的力主要由黏膜及其下的牙槽骨负担。虽然缺隙的一端或两端有余留的天然牙存在，但因余留牙松动或因咬合过紧而不设置支托，常用于缺牙多、余留基牙条件差，或咬合关系差的病例[人卫 7–P193]。

分　　析：　教材中该词的中文名词与用的英文名词易与总义齿混淆。第 8 版 GPT 的第 68 页中，该词为 tissue retained RDP，与 tooth retained RDP 并列，无定义，其编者按只有 interim prosthesis 与 provisional prosthesis（暂时、过渡义齿）归为此类。

6.　混合支持式义齿

Tooth and mucosa-supported dentures

英文定义：　GPT 无。

中文定义：　混合支持式指义齿承受的力由天然牙和黏膜、牙槽嵴共同负担，基牙上设支托，基托适当伸展,其修复效果介于前两种之间。适用于各类牙列缺损,尤其是游离端缺牙病例,此为临床上最常用的形式[人卫 7-P193]。

分　析:　GPT 对可摘义齿的定义,强调义齿的固位方式有 the means of retention for such prostheses include tissue retained RDP, tooth retained RDP, implant retained RDP。国内对可摘义齿的定义,强调义齿的支持方式,命名为牙支持式、黏膜支持式和混合支持式,表明国内第一代学者对支持方式的重视。两种命名各有利弊,但不能一方面强调支持,一方面又做出不利于支持的设计,如人卫版《口腔修复学》第 7 版的第 233～第 236 页中图 5-53 和图 5-64,硬腭水平部这一黏膜支持力最好的区域,在设计中没有利用起来。

7. 塑料胶连式可摘局部义齿

英文定义:　GPT 无。

中文定义:　义齿主要由甲基丙烯酸类树脂制作,以弯制钢丝卡环固位。制作工艺相对简单,价格低廉,方便修改,但体积较大,异物感强。适用于各种支持方式的可摘局部义齿,多用作暂时性、过渡性义齿[人卫 7-P193]。

8. 金属铸造支架式可摘局部义齿

英文定义:　GPT 无。

中文定义:　一般由金属整体铸造支架和少量树脂(唇、颊侧及牙槽嵴顶基板)构成,在后牙缺牙间隙小,𬌗龈距过低时也可用金属将基托、人工固位体全部整体铸造而成[人卫 7-P193]。

9. 游离端可摘局部义齿

Extension-base removable partial denture

英文定义:　A removable dental prosthesis that is supported and retained by natural teeth only at one end of the denture base segment and in which a portion of the functional load is carried by the residual ridge[GPT8-P37]。

中文定义:　即𬌗力主要由余留天然牙、黏膜及骨组织共同承担[人卫 7-P200]。

分　析:　以材料与制作方式命名(塑料胶连式、金属铸造支架式)义齿合乎一定的逻辑意义;游离端则是将牙列缺损的分类用在义齿命名上,中文定义是将其与牙支持可摘局部义齿并列,但后者已有混合支持式与黏膜支持式,显然以游离端的分类,已然包括在这两个名词中了。GPT9 的定义不如 GPT8,将 Kennedy Ⅳ类排除在外了,故英文定义中未列。

10. 固位臂

Retention arm/Retentive clasp

英文定义： Retentive clasp:（a）A clasp specifically designed to provide retention by engaging an undercut.（b）A flexible segment of a removable partial denture that engages an undercut on an abutment and that is designed to retain the prosthesis[GPT9-Pe77].

中文定义：

（1）　双臂卡环：有颊、舌两臂。颊侧为固位臂、舌侧为对抗臂或两侧交互作用臂[人卫 7-P210]。

（2）　卡环臂：包括一个固位臂和一个卡抱、稳定对抗臂[北医 2-P140]。

分　析： 卡环的固位臂不一定在颊侧，下颌对半卡的固位臂即在舌侧，也不一定只有双臂卡环才有固位臂，圈卡只有一个臂，基牙在一侧后牙时用的联合卡环有 4 个臂，固位臂是两个舌侧臂。

修改定义： 卡环上用于固位的卡臂。

11. 直接固位体

Direct retainer

英文定义： That component of a removable partial denture used to retain and prevent dislodgment, consisting of a clasp assembly or precision attachment[GPT9-Pe33].

中文定义：

（1）　直接固位体是指应用在主要基牙上，把可摘局部义齿保持在相关口腔结构设计位置上的部件或装置，如卡环、附着体或组合装置。按固位形式不同分为冠外固位体和冠内固位体[北医 2-P139]。

（2）　直接固位体是防止义齿𬌗向脱位，起主要固位作用的固位部件。按固位形式的不同，又可分为冠内固位体（intracoronal retainer）如栓体 – 栓道式冠内附着体（intracoronal attachment），以及冠外固位体（extracoronal retainer）如卡环型固位体（clasp retainer）、套筒冠固位体（telescopic crown retainer）、冠外附着体（extracoronal attachment）等[人卫 7-P207]。

分　析： 直接固位体是可摘局部义齿的独有名词，固位体则固定义齿、可摘义齿都可用，直接是相对于间接而言，固位作用由本身产生。

12. 间接固位体

Indirect retainer

英文定义： The component of a removable partial denture that assists the direct retainer（s）in preventing displacement of the distal-extension denture base by functioning through lever action on the opposite side of the fulcrum line when the denture base attempts to moves in an occlusal direction or in a rotational path about the fulcrum line[GPT9-Pe48].

中文定义：

（1）　辅助主要基牙上直接固位体的功能，防止义齿翘起、摆动、旋转、下沉的固位体，称为间接固位体[北医 2-P153]。

（2）　间接固位体（ indirect retainer ）：是用以辅助直接固位体固位的部件，主要是起增强义齿的稳定，防止义齿发生翘起、摆动、旋转及下沉的作用。常用于游离端义齿[人卫 7-P207]。

分　　析：　间接固位体如无直接固位体的存在自身并不能成为固位体，以 GPT 定义较为准确，将人卫版定义略做修改：是可摘局部义齿上用以辅助直接固位体防止远中游离端脱位的部件，在支点线的对侧靠杠杆作用发挥功能。

13.　稳定

Stability

英文定义：　*n.*（ 15c ）:（ a ）That quality of maintaining a constant character or position in the presence of forces that threaten to disturb it; the quality of being stable; to stand or endure.（ b ）The quality of a complete or removable partial denture to be firm, steady, or constant, to resist displacement by functional horizontal or rotational stresses.（ c ）Resistance to horizontal displacement of a prosthesis; *comp.*, denture stability, dimensional S., occlusal S[GPT9-Pe82].

中文定义：

（1）　稳定是指义齿在行使功能时与支持组织之间不发生相对位置关系的改变。义齿在保持固位不脱位，不与支持组织完全分离的情况下，由于受到功能性、水平或旋转力的作用，可能发生义齿与支持组织之间的相对移动。义齿的这种相对运动表现为义齿的不稳定[北医 2-P179]。

（2）　义齿稳定是指其在行使功能中，始终保持平衡而无局部脱位，不存在义齿明显地围绕某一支点或转动轴发生旋转等不稳定现象[人卫 7-P228]。

分　　析：　稳定一词，GPT 定义有 3 个，"英文定义（ b ）"适用于总义齿与可摘局部义齿，译文：总义齿或可摘局部义齿能抵抗功能性水平向或旋转的力所造成的移位而稳固在位的特征。至于为什么用了"firm/steady/constant"3 个近义词，可能是因为从第 1 版 GPT 这 3 个词就有了[GPT1-P29]。

14. 支点线

Fulcrum line(FL)/Axis of rotation(AR)

[同/近义词]**卡环线、支托线、面式支持、支持点**

英文定义： Fulcrum line：（a）A theoretical line passing through the point around which a lever functions and at right angles to its path of movement.（b）An imaginary line, connecting occlusal rests, around which a removable partial denture tends to rotate under masticatory forces; the determinants for the fulcrum line are usually the cross-arch occlusal rests on the most distally located abutments; *comp.*, F.L. of a removable partial denture, retentive F.L.［GPT9-Pe42］.

中文定义： 固位体的连线称为支点线或卡环线。某些学者认为支点线仅仅是通过两侧末端固位体的𬌗支托的连线，也把它称为转动轴［人卫7-P196，北医2-P138］。

分　　析： "英文定义（a）"是一个广义的定义；"英文定义（b）"是可摘局部义齿的支点线定义："一条假想的连接𬌗支托的连线，可摘局部义齿在咀嚼力作用下常围绕该线转动。"

中文教材中，将该名词与定义放在了Cummer分类法里，非常容易造成支点线与"支持点"的混淆。Cummer根据可摘局部义齿直接固位体的连支点线与牙弓的位置关系将牙列缺损分为四类：斜线式、横线式、纵线式和平面式。该分类的特点是简单明了，便于指导可摘局部义齿的固位稳定设计和固位体的设置。直接固位体大多为卡环，所以可以称为卡环线，但固位体的连线与支点线是两个不同的概念，Cummer的分类里的平面式一类，当是Kennedy Ⅲ类一分类时，没有支点线，应定义为面式支持而非面式支点线。支点是杠杆的支点，支点线是运动旋转的轴线，面式支持因存在面式"支持点"，这些支持点固然可以人为连线，但应是面式支持点的连线而非存在面式支点线。Cummer分类里的斜线式近中有卡环与纵线式对侧有一个卡环时如按固位体的连线或卡环线定义，也都可以构成一个三角形的小平面式，也存在面式支持点，但此时斜线式最远端两个基牙的𬌗支托连线仍是支点线，而纵线式此时不再存在支点线而成为面式支持。

GPT的定义中数量词为"一条"，但支点线在一个局部义齿上可以有两条，当两侧都有缺损其中一侧基牙的前后都有游离端且该侧基牙超过两颗时，就会产生两条支点线，前牙切割时义齿围绕前支点线旋转，后牙咀嚼时义齿围绕后支点线旋转。

因此，连接𬌗支托的连线不应成为定义支点线的首要条件，Ⅲ类1分类、Ⅲ类时有固位体在对侧，都有𬌗支托、都可构成连线，但此时都是面式支持，义齿在𬌗力作用下没有旋转，因而这些𬌗支托的连线便不称为支点线。

修改定义：

（1）　当可摘局部义齿在𬌗力作用下沿连接𬌗支托的连线转动时，该连线被称为支点线。

（2）　当牙列缺损所设计的义齿形不成稳定的面式支持时,义齿在殆力作用下旋转时所围绕的殆支托的连线被称为支点线。

15. 连接体

Connector

英文定义:　*n.*(15c): In removable prosthodontics, the portion of a removable partial denture that unites its components; *comp.*, bar connector, continuous bar connector, major connector, minor connector[GPT9-Pe25]。

中文定义:

（1）　是可摘局部义齿的重要组成部分,分为大连接体(major connector)和小连接体(minor connector)两类,将义齿各部分连接在一起,同时还有传递和分散殆力的作用[人卫7-P216]。

（2）　连接体将义齿的各部分连接在一起,同时还有传递和分散殆力的作用。连接体包括大连接体(major connector)和小连接体(minor connector)[北医2-P154]。

分　　析:　三个定义歧义不大,以人卫版的定义与GPT的更接近,"传递与分散殆力的作用"在GPT定义中无。从GPT第1版到第4版,该词不分固定/活动,是为局部义齿命名与定义的,从第5版才开始分开定义的[GPT5-P727]。中文定义在人卫版《口腔矫形学》第1版里称为"连接杆"。人卫版《口腔修复学》第2版(第134、第188页),改称为连接体并分开定义。中文定义中除了"连接"之意外,加上"传递与分散殆力"的描述,有前辈们的考虑,强调了其作用(固定义齿的连接体定义见"二、固定义齿部分")。

16. 大连接体

Major connector

英文定义:　The part of a removable partial denture that joins the components on one side of the arch to those on the opposite side [GPT9-Pe54]。

中文定义:

（1）　大连接体亦称主连接体或连接杆,依所在位置而命名为腭杆、舌杆和唇/颊杆等[人卫7-P217]。

（2）　是将牙弓两侧义齿的各部分连接在一起的连接体,也可以称为主连接体或统称连接杆[北医2-P154]。

分　　析:　因其连接义齿位于牙弓两侧的部分,而使跨中线义齿成为一个整体,所以它是可摘局部义齿的主要连接体,但不仅仅有杆,还带有板等,以北医版的定义与GPT的定义较接近,去除"或统称连接杆"较好。

17. 小连接体

Minor connector

英文定义： The connecting link between the major connector or base of a partial removable dental prosthesis and the other units of the prosthesis, such as the clasp assembly, indirect retainers, occlusal rests, or cingulum rests[GPT9-Pe58].

中文定义：

（1） 为卡环、支托等与大连接体或基托相连的部分，主要起连接作用[人卫7-P209]。

（2） 小连接体坚硬无弹性，它的作用是把金属支架上的各部件，如卡环、殆支托、间接固位体、义齿基托等与大连接体相连接[北医2-P160]。

分　析： 相对于只有一个的大连接体，小连接体可有多个，它是将可摘局部义齿中起固位、支持作用的部分跟大连接体相连的构件。

18. 腭杆

Bar connector

英文定义： A major connector of a maxillary removable partial denture that crosses the palate and has a characteristic shape that is half-oval anteroposteriorly with its thickest portion at the center of the bar connector[GPT9-Pe65].

中文定义： 位于上颌腭部，因所在位置不同，又分为前腭杆、后腭杆、侧腭杆三种，三者常常联合使用，如前、后腭杆联用或前、后、侧腭杆联用，也可单独使用[人卫7-P217]。

分　析： 腭杆在1945年出版的、由邬海帆编写的《牙医学辞汇》的第14页中，被译为"腭槓（杠的繁体）"。在人卫版《口腔矫形学》第1版中改为"腭连接杆"，但侧腭杆当时还称为"侧杠"[人卫1-P299]。可以GPT的定义为准，简要定义如下：是上颌可摘局部义齿中的大连接体的一种，横跨腭部故名腭杆。GPT定义中的形状描写、中文定义中的分类都可省掉，将其放在制作要求中、分类定义中。

19. 前腭杆

Anterior palatal bar

英文定义： GPT无。

中文定义：

（1） 位于腭隆突的前部，腭皱襞的后部，大约位于双侧第一前磨牙之间的位置。薄而宽，厚约1mm，宽约6～8mm，离开龈缘4～6mm。与黏膜组织密合但无压力。为了减少对发音的影响，有时可将其位置适当后移至第二前磨牙的位置，又称中腭杆[人卫7-P217]。

（2）厚约 1mm，宽约 6～8mm，与黏膜组织密合但无压力，位于上颌硬区之前，腭皱襞之后，前缘一般位于腭皱襞的凹陷内，离开牙龈至少 6mm。为了不妨碍舌的功能和发音，应该尽量避免覆盖腭前区组织。采用铸造法制成 [北医 2-P157]。

分　　析： 可简要定义为：上颌可摘局部义齿大连接体的一种，因其位于上腭前部区域而得名。

20. 后腭杆

Posterior palatal bar

英文定义： GPT 无。

中文定义：

（1）位于腭隆突的之后，颤动线之前，两端微弯向第一、第二磨牙之间，过后易引起恶心，对敏感者其位置可适当向前调整。因与舌体不接触，可比前腭杆厚而窄。厚度为 1.5～2mm，中间较两端稍厚，宽度约 3.5mm，游离端义齿可适当加宽。腭中缝区组织面缓冲，两端密合。基牙支持差或牙槽黏膜松软致义齿容易下沉者，也可适当缓冲 [人卫 7-P217]。

（2）因舌体不接触后腭杆，可做得稍厚些，厚度为 1.5～2mm，中间较两端稍厚，宽度约 3.5mm，与黏膜轻轻接触。位于上腭硬区之后，颤动线之前，后缘一般位于软硬腭的结合区。两端微弯向前至第一、第二磨牙之间。也可根据患者的敏感程度，适当向前调整其位置。后方多终止在距硬软腭结合线 6～8mm 的地方。在基牙支持力差时，在后腭杆和黏膜之间可留有一定间隙，以免义齿下沉时，压迫黏膜而造成创伤和疼痛。后腭杆可以单独使用。在塑料胶连式局部义齿中，后腭杆可用成品杆弯制而成 [北医 2-P157]。

分　　析： 上颌可摘局部义齿大连接体的一种，因其位于上腭后部区域而得名。

21. 侧腭杆

Lateral palatal bar

英文定义： GPT 无。

中文定义：

（1）位于腭隆突的两侧，离开龈缘 4～6mm，与牙弓并行，厚 1～1.5mm，宽 3～3.5mm。设在一侧或两侧（双杆）均可，用于连接前、后腭杆。注意联合使用前、后、侧腭杆作为大连接体时，前腭杆后缘与后腭杆前缘之间距离应不小于 15mm [人卫 7-P217]。

（2）厚 1～1.5mm，宽 3～3.5mm。位于上腭硬区两侧对称的位置，离开龈缘应有 4～6mm，并且与牙弓平行，用于连接前、后腭杆，一侧或两侧（双杆）应用均可。其强度好,不易变形,戴用舒适[北医 2–P157]。

分　　析：　上颌可摘局部义齿大连接体中连接前后腭杆的部分,因其位于上腭两侧而得名。

22.　上颌 U 形(马蹄铁状)腭杆

U-shaped strap or horseshoe palatal connector or u-shaped palatal connector

英文定义：　GPT 无。

中文定义：　由前腭杆向前延伸至前牙舌隆突之上而形成前腭板;若向左右两侧延伸则形成马蹄形状(U 形)腭板;如再与后腭杆连接,则呈开“天窗”式腭板或称前 – 后杆联合连接体;如果覆盖全腭区,则成全腭板[人卫 7–P217]。

分　　析：　上颌可摘局部义齿大连接体的一种,因其由前腭杆、侧腭杆组成,形似 U 形或马蹄铁状而得名。

23.　腭带

Palatal strap

[同义词]　宽腭杆

英文定义：　A major connector of a maxillary removable partial denture having an anterio-posterior dimension not less than 8 mm that directly or obliquely traverses the palate; it is generally located in the area of the second premolar and first molar; comp., palatal bar connector, palatal plate[GPT9-Pe65]。

中文定义：　无。

分　　析：　杆、带、板,区别是什么？ 在中文里一般指细长的棍形为杆,扁而长者为带,成片儿的硬物为板。GPT 定义前后向>8mm 为带,中文定义对前腭杆定义为宽 6 ~ 8mm,可大致做参考,<8mm 为杆,>8mm 为带,或宜以外形为准,即较腭杆宽而比腭板窄的上颌大连接体。

24.　上颌前 – 后腭带

Combination anterior and posterior palatal strap-type connector

英文定义：　GPT 无。

中文定义：　如果上颌前 – 后腭杆连接体的一个前腭杆、两个侧腭杆、后腭杆都加宽,所形成的连接体称为前 – 后腭带连接体[北医 2–P158]。

分　　析：　上颌前 – 后宽腭杆连接,又称封闭式马蹄状腭连接体。是形似腭板而比腭板小且中间隆突处空出的上颌大连接体。

25. 上颌腭板 / 腭托连接体

Palatal plate-type connector

英文定义： Palatal plate: A major connector of a removable partial denture that covers a significant portion of the palatal surface[GPT9-Pe65].

中文定义： 又称腭托连接体。其前缘应离开龈缘 4～6mm，其厚薄需均匀一致，覆盖范围约为上腭正中线至两侧牙槽嵴顶线间的 2/3[北医 2-P158]。

分　析： 是上颌可摘局部义齿大连接体中，面积仅次于全腭板的一种，上颌双侧后牙游离缺失后需要黏膜来承托大部分𬌗力时经常采用的一种设计。

26. 上颌前腭板 / 上颌舌侧托

英文定义： GPT 无。

中文定义： 位于两侧前磨牙至前牙舌隆突或前牙缺隙区域的板状连接体，也可指腭板连接体的前缘延伸至前牙舌隆突或前牙缺隙的部分[北医 2-P159]。

分　析： 上颌可摘局部义齿大连接体的一种，适用于上颌前牙缺失，是仅位于前腭部并覆盖龈缘的腭板。

27. 上颌全腭板 / 全腭托连接体

Full palatal plate

英文定义： GPT 无。

中文定义： 由前腭杆向前延伸至前牙舌隆突之上而形成前腭板；若向左右两侧延伸则形成马蹄形状（U 形）腭板；如再与后腭杆连接，则呈开 "天窗" 式腭板或称前 - 后杆联合连接体；如果覆盖全腭区，则成全腭板[人卫 7-P217]。

分　析： 上颌可摘局部义齿大连接体面积最大的一种，覆盖全部腭区。

28. 上颌变异腭板

Modified palatal plate

英文定义： GPT 无。

中文定义： 形态结构及位置：经过变异，比腭板连接体小。变异腭板的后缘在非后牙游离缺失侧，起自硬软腭结合区的前方缺隙，也可以与末端基牙的卡环舌侧臂融合，以直角越过中线到达后牙游离缺失侧，继续向后曲线延伸，形成与基托区结合的末端突出区，终止于翼上颌切迹，不要形成斜三角板。变异腭板前后向的体积往往由牙支持侧最前方和最后方的𬌗支托的位置来确定。

适应证：用于 Kennedy 第二类可摘局部义齿，即单侧后牙游离缺失的患者。

特点：变异腭板具有良好的硬度和良好的支持。在 Kennedy 第二类可摘局部义齿，如果基牙牙周组织完好，剩余牙槽嵴可以提供足够的支持，可达到足够的直接固位的条件时，前－后腭带大连接体可以被变异式腭板连接体代替。变异腭板的所有边缘必须加珠状边缘封闭线，并离开龈缘 6mm[北医 2-P160]。

分　　析： 上颌可摘局部义齿中的大连接体，是外形变化最多的，国内的命名多于 GPT。上颌单侧后牙游离缺失，腭板在游离端一侧自然需要增大，从而使外形不同于前述的几种大连接体；在某些情况下，基牙支持力不足，需要增大黏膜支持，在力传导至基牙前需要应力中断而采取特殊设计，在大连接体上设计一条裂缝使力传导至小连接体前靠大连接体的变形将大部分力由黏膜承担；另外有些厂商研制了特殊性能的合金，增大了弹性，大连接体的设计也异于常规。即当上颌大连接体设计的外形不同于腭带或腭板时，都可归类为变异腭板。

29. 下颌舌杆

Lingual bar connector

英文定义： A mandibular major connector of a removable partial denture located lingual to the dental arch[GPT9-Pe54].

中文定义：

（1）　舌杆（lingual bar）：位于下颌舌侧龈缘与舌系带、黏膜皱襞之间，距牙龈缘 3～4mm。一般厚约 2～3mm、宽 3～4mm，边缘较薄而圆钝，前部应较厚，后部薄而宽，以利于使其具有足够的强度并较舒适。为防止义齿受力下沉后舌杆压迫软组织，舌杆与黏膜间应预留适当的缓冲间隙，缓冲量根据下颌舌侧牙槽骨的三种形态而有所不同[人卫 7-P218]。

（2）　形态结构：舌杆的形态从断面来看，为半梨形，宽度至少 4～5mm，上缘厚约 1mm，下缘较厚，约 2mm，边缘薄而光滑。

适应证：舌杆应用较广泛。除了口底浅的患者、前牙极度舌侧倾斜的患者、下后牙缺失多的患者、具有不可手术去除的大舌隆突的患者以外，均可选用。如制作得当，舌杆将具备足够的刚性，不会影响牙菌斑的控制和牙龈损伤。

位置和特点：舌杆位于下颌舌侧龈缘与舌系带或黏膜皱襞之间，上缘低于牙龈 3～4mm。因此，选用舌杆设计需要从龈缘到口底有 7～9mm 的距离。准确确定口底的位置是非常重要的。义齿戴入后再磨窄金属杆的边缘，将会极大地降低它的强度和硬度[北医 2-P154]。

分　　析： 下颌可摘局部义齿大连接体的一种，是下颌牙列缺损修复最常采用的设计，因其位于牙弓舌侧而得名。下颌的"舌杆"与上颌的"腭杆"都叫杆,但按其截面外形,下颌的才真正符合中文意义上杆的称谓,但"bar"不好译为两个词,沿用至今多年,只能约定俗成了。

30. 舌板

Lingual plate

英文定义: The portion of the major connector of a removable partial denture contacting the lingual surfaces of the natural teeth; *syn.*, linguoplate[GPT9-Pe54]。

中文定义:

（1）铸造而成的舌侧高基托,覆盖在下前牙的舌隆突区之上,进入牙间舌外展隙,上缘呈扇形波浪状。舌板常用于口底浅、舌侧软组织附着高、舌隆突明显者,尤其适用于前牙松动需要夹板固定者,舌系带附着过高不能容纳舌杆者,以及舌侧倒凹过大不宜使用舌杆者[人卫7-P218]。

（2）形态结构:舌侧板形连接体是包括下缘舌杆在内及向上延伸到下前牙舌隆突处的舌侧连接体,下缘与舌杆厚度相同,金属铸成,也称为舌托。

适应证:①常用于舌系带附着点较高,口底位置较浅（过度倒凹或牙周手术产生的倒凹）,从下前牙龈缘到口底小于7mm距离的患者;②存在不能手术的较大舌隆突的患者;③在短期内需拔除下颌天然前牙替换成人工牙的患者;④因前牙松动需要夹板固定的患者;⑤全部后牙缺失,只能在尖牙上预备支托凹的患者和不愿意使用舌杆的患者。舌板可以发挥间接固位体的作用。

位置和特点:舌板的上缘一般不高于牙齿的中1/3,形成扇贝形也称波浪状,进入并延伸到两牙邻面外展隙。对于远中游离缺失的局部义齿,舌板应延伸到末端𬌗支托的后方,金属必须准确地终止在观测设计线上。下缘尽量向口底延伸,应不妨碍舌及口底软组织活动。由于舌板覆盖牙齿和牙龈面积较大,增加了龋齿和牙周病发生的可能性。邻牙牙面交叠时,需要重建牙齿外形以消除切角区的邻面倒凹。如果不能做到良好处理,将造成卡环、舌板与下前牙间的不密合,造成下前牙和舌板上缘之间的食物嵌塞。如果舌板延伸到观测线上方,在功能运动时,它将比𬌗支托优先发挥作用,加大对前牙的水平分力,如果舌板终止在观测线下方,它与牙不接触,将会产生食物积聚区,嵌塞食物,压迫软组织疼痛[北医2-P155]。

分　析: 下颌可摘局部义齿大连接体的一种,呈板形,上缘与下颌牙的舌侧接触,当下颌舌侧的情况不适合舌杆时采用。但"舌侧高基托""包括下缘舌杆在内——下缘与舌杆厚度相同"的说法不妥。"高基托",那什么是"中、低基托"呢? 舌板也不是舌杆延伸而成,制作时的蜡型是完全不同的。

31. 双舌杆

Kennedy bar connector, continuous bar connector

英文定义： A metal bar usually resting on the lingual surfaces of mandibular anterior teeth to aid in their stabilization and act as an indirect retainer in an extension-base removable partial denture[GPT9-Pe25].

中文定义： 形态结构：下颌双舌杆由一个常规的舌杆和另一个增加放于下前牙舌隆突上方与接触点之间的窄舌杆(kennedy 杆)组成。Kennedy 杆也称为连续舌隆突支托或连续杆。

适应证：①需要利用下颌前牙区间接固位的患者；②因牙周病、外科手术造成较大的前牙邻面间隙的患者。前牙可起共同支持作用，亦有增加游离端基托稳定的作用。

位置和特点：舌板虽然可以起到间接固位的作用，但从邻面间隙区可以见到较大的金属，不够美观。尽管双舌杆在上述情况可以达到较好的美观效果，但存在产生食物嵌塞的可能性，并增加舌头的异物感。上方的窄舌杆必须位于预备好的前牙舌隆突支托凹内，至少应位于尖牙的舌隆突支托凹内。双舌杆下方的舌杆与舌杆大连接体的形状和位置完全一致，当浅口底情况存在时，双舌侧杆同样不能作为常规舌杆的替代物，只能选择舌板[北医 2-P155]。

分　析： 下颌可摘局部义齿大连接体的一种，由舌杆与 Kennedy 杆组成。GPT 定义中只定义了上部的 Kennedy 杆，是因为下部的舌杆已不需要再定义。

32. 唇(颊)杆(唇杆、颊杆)

Labial bar connector

英文定义： A major connector located labial to the dental arch[GPT9-Pe52].

中文定义：

（1）唇、颊杆：前牙或前磨牙区过于舌向或腭向位，组织倒凹大，影响义齿就位或因舌系带附着接近龈缘，不宜安放舌基托或舌杆者，可选用唇、颊连接杆。其宽、厚度与舌杆相似，位于唇、颊侧龈缘与唇、颊侧系带、黏膜皱襞之间，应不妨碍唇、颊软组织的活动，杆应离开龈缘 3 ~ 4mm[人卫 7-P218]。

（2）形态结构：位于下颌唇(颊)侧，是比舌杆更长的杆形大连接体。

适应证：仅在其他连接体不能满足需要的条件下选择应用。如口腔内的余牙向舌侧严重倾斜(这种牙齿排列常与先天发育不良、创伤、手术有关)时，首先考虑采用天然牙冠外形重建、正畸治疗或桩核加全冠来纠正牙齿倾斜的问题，然后选择应用舌侧大连接体。但在不能进行上述治疗时，再考虑应用唇杆。

位置和特点：唇杆的上缘要位于牙龈下方至少 3 ~ 4mm。唇杆比舌杆长，为了防止变形它必须加厚，达到良好的硬度[北医 2-P156]。

分　析： 大连接体的一种，仅在不能使用舌侧大连接体时应用，患者不适感强。

33. 终止线

Finish line

英文定义： *n.*（1899）：（a）A line of demarcation determined by two points.（b）In dentistry, the junction of prepared and unprepared tooth structure with the margin of a restorative material.（c）The planned junction of different materials; *syn.*, margin; *comp.*, beveled shoulder finish line, chamfer finish line, feather-edge, shoulder finish line, knife-edge finish line[GPT9-Pe40]。

中文定义： 位于可摘局部义齿铸造支架与树脂基托边缘相交处，两种材料形成对接，其结合线分为内终止线和外终止线[北医 2-P161]。

分　析： "英文定义（c）"适用于此处，是可摘局部义齿铸造支架上设计的金属与基托树脂的交界线，也是金塑结合体的边缘处。

34. 内终止线

Interal finish line

英文定义： GPT 无。

中文定义： 是金属支架组织面与树脂相交的边界。在复制耐火模型前，由一定厚度的缓冲蜡片先覆盖在石膏工作模型上义齿基托区，再复制耐火模型，缓冲蜡片的厚度为支架下方能预留出制作树脂基托的空间，并形成大连接体与树脂基托的内结合线，即内终止线[北医 2-P161]。

分　析： 位于可摘局部义齿金属支架组织面一侧的终止线。

35. 外终止线

Exteral finish line

英文定义： GPT 无。

中文定义： 是金属支架面向口腔的抛光面与树脂相交的边界。在设计过程中，要把外终止线画在工作模型上。金属的终止线下方形成小的倒凹有助于改善基托与金属支架的机械结合强度[北医 2-P161]。

分　析： 位于可摘局部义齿金属支架磨光面一侧的终止线。

36. 组织终止点

Tissue stop or metal stop

英文定义： GPT 无。

中文定义： 也有人称为**支点**，是铸造可摘局部义齿支架固位网上靠近远中游离端的一个直径 3~5mm 的小金属区，已去除 3~5mm 的缓冲区，与石膏模型上的牙槽嵴顶有接触，以保证义齿树脂基托装胶时不会因固位网的完全悬空而变位[北医 2-P161]。

分　　析： 是位于可摘局部义齿金属支架远中游离端金塑结合区（或简称铸网）组织面的一小块突出的金属，与模型的牙槽嵴顶接触以支撑支架远中在装胶过程中不下沉而引起支架变位。

37. 导平面

Guiding planes

英文定义： Two or more vertically parallel surfaces on abutment teeth and/or fixed dental prostheses oriented so as to contribute to the direction of the path of placement and removal of a removable partial denture, maxillofacial prosthesis, and overdenture[GPT9-Pe44]。

中文定义：

（1） 在基牙远中邻面或近中邻面需预备出与就位道一致的一个小平面，即导平面。导平面与邻面板或小连接体或可摘局部义齿的坚固部分相接触，引导义齿顺利就位和脱位[人卫 7-P204]。

（2） 导平面是基牙自身或与其他牙齿平行的轴面，并与义齿的摘出道平行。修复学名词术语(1977)将导平面定义为：基牙上两个或多个垂直平行的牙面，直接决定了可摘局部义齿的就位道。导平面一般通过在牙齿预备时对基牙进行外形修整而形成或制作的修复体上形成[北医 2-P161]。

分　　析： 1977 年出版的第 4 版 GPT 是第一次对导平面定义[GPT4-P84]，用到第 7、第 8 版增加了种植基牙，第 9 版又改为"fixed dental prosthesis"，并增加了有时也需要设计导平面的赝复体与覆盖义齿，天然牙做基牙、天然牙有缺损需要做冠后再做基牙，种植修复体做基牙也是固定修复体，所以第 9 版 GPT 的定义是较全面的。将"中文定义(2)"与第 9 版 GPT 定义合成起来略修改一下：通过在牙齿预备时对基牙进行外形修整或制作的固定修复体上形成的两个或多个垂直平行的轴面，也是可摘局部义齿、赝复体与覆盖义齿的就位道。

38. 导平面板

Guide plate

英文定义： GPT 无。

中文定义： 是义齿上与基牙导平面相互接触并适当成形和定位的垂直金属板，与导平面一起共同起到确定可摘局部义齿的就位道的作用。但实际上仅两个小平行面难于确定一个就位道。圆环形卡臂的坚硬部分、卡抱部分与牙齿轴面预备后的平行位置关系正确时,可以帮助控制就位摘出道,小连接体和后牙的舌侧板(托)也可以发挥导平面板的功能。但由于它们有特殊的形态和功能,被认为有独立的名称和作用[北医2-P162]。

分　　析： 有导平面就会有导平面板,不过导平面板在有些情况下并不是支架上单独存在的构件,只有邻面板可算作是一个,可摘局部义齿金属支架上所有与基牙导平面接触的部分都属导平面板设计。

39. 塑料固位区

Plastic retention area

英文定义： GPT 无。

中文定义： 塑料固位区是指铸造支架上使义齿基托塑料固位附着的部分[北医2-P163]。

分　　析： 人造牙、基托都要与金属支架结合牢固才能行使功能,但塑料又不能与金属发生化学结合,而只能靠金属支撑、塑料包绕的机械固位结合,为此也称**金塑结合区**,支架上为此设计的网、格、钉、珠等铸造出的构造均属于此,这些构造确实是为树脂提供了固位,英文直译也没错,但固位区一词,在口腔修复学可摘局部义齿的理论中,观测线以下的倒凹区被称为固位倒凹区[人卫7-P203],也可简称为固位区,尽管加上了塑料一词,但仍显特性不足。而"金属塑料结合区"可简称为金塑结合区,限定很明确,建议使用该词。

40. 可摘局部义齿的固位

英文定义： GPT 无。

中文定义：

（1）可摘局部义齿的固位是指义齿在口内完全就位之后,在受到重力、食物黏着力和唇颊舌等周围组织运动的作用力等脱位力时,不会发生义齿向𬌗方或义齿就位相反方向的脱位[北医2-P175]。

（2）可摘局部义齿的固位是指义齿在口内就位后,不因唇颊舌肌生理运动、食物黏着及重力作用而向𬌗或就位道相反方向脱位[人卫7-P224]。

分　　析： 固定修复、可摘局部义齿修复、总义齿修复、种植义齿修复,都有固位要求,其固位的特性都是固位定义可涵盖的(见"固位"一词与GPT9的第e77页),GPT里没有可摘局部义齿的固位,有**义齿的固位**的定义：

Retention of the denture *obs.*: The resistance of a denture to dislodgment [GPT4, GPT9-Pe77]。

Denture retention:(a)The resistance in the movement of a denture away from its tissue foundation especially in a vertical direction.(b)A quality of a denture that holds it to the tissue foundation and/or abutment teeth; *comp.*, denture stability[GPT9-Pe31]。显然其定义的是所有义齿的固位而不仅是可摘局部义齿的固位。GPT 里的直接固位 direct retention 与间接固位 indirect retention 两个定义是专为可摘局部义齿固位下的定义,而中文定义无。等于是中文定义的是可摘局部义齿的固位;而 GPT 定义的是直接固位、间接固位。孰优孰劣? 如果为可摘局部义齿的固位下定义,按并列原则,也应为总义齿、覆盖义齿、过渡义齿和即刻义齿等所有的可摘类义齿的固位下定义,什么义齿不需要固位呢? 但这些不同的义齿的固位有什么不同吗? 如没有,就应以义齿的固位来定义。对可摘局部义齿来说,如直接固位与间接固位两个名词与定义所限定的内涵意义有特殊性,需要用而且也只能用于可摘局部义齿(见下两个词汇)。那么,直接固位与间接固位的定义就是必要的,可摘局部义齿的固位就是没必要的了。可做一个文字游戏来进一步验证:仅仅替换一个词,把中文定义中可摘局部义齿的固位中的 “可摘局部义齿” 替换成 “覆盖义齿”,其余都不动,就变成:“覆盖义齿的固位是指义齿在口内就位后,不因唇颊舌肌生理运动、食物黏着及重力作用而向𬌗或就位道相反方向脱位。” 完全可以用,所以,这不是一个有限定性的定义。

41. 直接固位

Direct retention

英文定义: Retention obtained in a removable partial denture used to retain and prevent dislodgment, consisting of a clasp assembly or precision attachment.[GPT9-Pe33].

中文定义: 无。

分　析: 见 “40.可摘局部义齿的固位” 中的分析。可摘局部义齿上由卡环或精密附着体获得的用于保持(在位)与防止脱位的固位[GPT 译文]。

42. 间接固位

Indirect retention

英文定义: The effect achieved by one or more indirect retainers of a removable partial denture that reduces the tendency for a denture base to move in an occlusal direction or in a rotational path about the fulcrum line[GPT9-Pe48].

GPT 译文: 靠可摘局部义齿的间接固位体来减少基托𬌗向移位或沿支点线转动所达到的效果。

中文定义: 无。

分　析: 见 “40.可摘局部义齿的固位” 中的分析。

43. 卡环

Clasp assembly

英文定义： The part of a removable partial denture that acts as a direct retainer and/or stabilizer for a prosthesis by partially encompassing or contacting an abutment tooth; *editorial note for usage*: components of the clasp assembly include the retentive clasp, reciprocal clasp, cingulum, incisal or occlusal rest, and minor connector[GPT9-Pe21].

中文定义：

（1）　卡环型固位体是卡抱在主要基牙上的冠外金属直接固位体，对可摘局部义齿起到固位、稳定和支持作用。它是目前应用最广泛的可摘局部义齿的直接固位体[北医 2-P140]。

（2）　传统可摘局部义齿的直接固位体主要是卡环，它是直接卡抱在基牙的金属部分。其主要作用为防止义齿𬌗向脱位，亦能防止义齿下沉、旋转和移位，也起一定支承和稳定的作用。卡环的连接体还有加强基托的作用[人卫 7-P208]。

分　析： clasp 在 1945 年出版的、由邬海帆编写的《牙医学词汇》的第 23 页中，被译为"托环"；在人卫版"口腔修复学"教材的第 1 版至第 7 版中，都称为"卡环"。在 GPT 里，从第 1 版到第 4 版都用的 clasp 一词，但从 1987 年出版的第 5 版开始用 clasp assembly 一词[GPT5-P725]，到 1994 年出版的第 6 版，clasp 则成了 clasp arm（卡环臂）的同义词，并有了一个源自 14 世纪的定义。在中文教材的命名与定义里，卡环是卡环，卡环臂是卡环臂，定义内容一直没变。

要不要改名？如改，assembly 怎么译？是译为"卡环组件"，还是译为"卡环复合体"，毕竟在口腔医学里，"condyle-disk assemblies/disk-condyle complex"（关节）盘（髁）突复合体"已是一个广泛接受的名词[人卫𬌗学 3-P37]。还是不改？继续称为卡环，毕竟卡环臂、𬌗支托、对抗臂、固位臂、小连接体等卡环组成部分各有名词了。倾向于后者，但需更换对应的英文名词，权当作意译。三个定义差不多，只是词序不同。

44. 卡环臂

Clasp arm; *syn.*, clasp

英文定义： Clasp *n.*(14c): The component of the clasp assembly that engages a portion of the tooth surface and either enters an undercut for retention or remains entirely above the height of contour to act as a reciprocating element; generally it is used to stabilize and retain a removable partial denture[GPT9-PeP21].

中文定义：

（1）　卡环臂包括一个固位臂和一个卡抱、稳定对抗臂。卡环臂是卡环的游离部分，富有弹性,环绕基牙[北医 2-P140]。

（2）　为卡环的游离部,富有弹性。卡环臂尖位于倒凹区,是卡环产生固位作用的主要部分。卡环臂的起始部分较坚硬,放置在非倒凹区,起稳定作用,防止义齿侧向移位[人卫 7-P208]。

分　析:　"中文定义（1）、（2）"合成一下略做删减较好,否则以下内容没有涵盖在定义中:如圈卡只有一个卡环臂;如有时设计可摘局部义齿时需让其中的某个卡环的两个臂都不进入倒凹;至于"游离部"的形容,殆支托也是游离部,只不过短于卡环臂。GPT 中这个古老的定义依然是正确的(译文):卡环臂是卡环的部件(之一),卡抱牙面(轴壁)的一部分,或进入倒凹获得固位(力)或整个在外形高点线上起对抗作用,通常用于稳定与保持可摘局部义齿(在位)。

45.　卡环肩 / 卡环体

Clasp shoulder/Clasp body

英文定义:　GPT 无。

中文定义:

（1）　又称卡环体:为连接卡环臂、支托和小连接体的坚硬部分,环抱基牙的非倒凹区,从邻面包过颊舌轴角,可阻止义齿龈向和侧向移动,起稳定和支持义齿的作用,同时支撑卡环臂,因而要求卡环体要有较高的强度,不易变形,位于非倒凹区,且不影响咬合[人卫 7-P208]。

（2）　为连接卡环臂、支托及小连接体的坚硬部分,位于基牙轴面角的非倒凹区,有稳定和支持义齿的作用,可防止义齿侧向和龈向移动[北医 2-P141]。

分　析:　1945 年出版的、由邬海帆编写的《牙医学词汇》里没有卡环体这个词。

GPT 从第 1 到第 9 版都没有 clasp body/clasp shoulder 与定义。GPT 虽没命名卡环体,但在第 1 版里对 clasp 的定义 2 里,确有 "body" 一词:"A retainer of a removable partial denture, usually consisting of two arms joined by a body which connects with an occlusal rest." 但该定义 2 只在第 3 版又用了一次[GPT1-P452],从 GPT 第 4 版以后就没有了[GPT4-P75]。

人卫版《口腔矫形学》第 1 版、《口腔修复学》第 2 版至第 7 版中都有该词与定义。

因人卫版《口腔矫形学》第 1 版中没有任何文献索引,"卡环体"一词出处不详,估计有可能来自"中文定义（2）"。

从卡环的结构上分析,卡环体实际就是小连接体,命名出一个卡环体来就等于把卡环的小连接体又分成了两部分,这也只有在 Akers 卡环中还算说得过去,但把该部分称为小连接体完全正确。原因有以下三点:把支托、卡环臂(无论一个还是两个)连接在了一起;与下方的小连接体无法分界;在其他的卡环上找不到对应的结构,如圈卡、联合卡,哪儿是卡环体? 再如杆形卡环,哪儿是卡环体? 这就带来了命名的混乱,都是卡环,有的有卡环体,有的没有,但所有不同的卡环都有小连接体。

46. 铸造卡环

Cast clasp

英文定义: Cast clasp: A removable partial denture clasp fabricated by the lost wax casting process [GPT9-Pe19]。

中文定义:

(1) 先用蜡型制成各种形态,再用合金与支架整体铸造而成[北医2-P144]。

(2) 一般临床常用钴铬或镍铬合金以及纯钛、钛合金等通过制作熔模、包埋、失蜡铸造而成,其优点是可根据基牙条件及基牙上观测线的位置,充分利用基牙上的有利倒凹,设计制造成各种所需形式的卡环臂(包括卡环臂的形状、宽窄和走向等),精度高,其固位、支持、卡抱作用都较好。但精密铸造需专用器械、材料和设备,以及相关的工艺水平[人卫7-P209]。

分　析: 卡环的定义有了之后,铸造卡环定义的应该是铸造的卡环,以GPT定义较为精炼(译文):用失蜡铸造工艺制造的可摘局部义齿的卡环。

47. 弯制卡环

Wrought wire clasp

英文定义: A suprabulge or infrabulge retainer for a removable partial denture or maxillofacial prosthesis that has a wrought wire retentive clasp with reciprocating arm or plate; it has comparatively more flexibility and adjustability than a cast clasp[GPT9-Pe92]。

中文定义:

(1) 用圆形不锈钢丝弯制而成,也称为**锻丝卡环**duan si ka huan[北医2-P144]。

(2) **锻丝弯制卡环**:是用圆形不锈钢丝弯制而成。磨牙卡环用直径0.9~1.0mm(19#~20#)卡环丝,而前磨牙用0.8~0.9mm(20~21#)卡环丝弯制。弯制卡环弹性较大,可调改,制作设备简单,操作简便,经济[人卫7-P209]。

分　析: 该名词的定义在GPT第1~第8版中都没有,以中文定义较为精炼。

该名词在人卫版《口腔矫形学》第1版中称为"弹性较大的圆形不锈钢丝卡环"[人卫1-P296],在第2版里才有"锻丝卡环"一词[人卫2-P204],"弯制卡环"是在其后第2、第3段的描述中出现的,弯制是作为动词用的。第3~第5版里都称为锻丝卡环,第6版改为"锻丝弯制卡环"[人卫6-P219]。一个卡环有了3个名字。按直译,应是锻丝卡环;按与铸造卡环的并列关系,以弯制卡环最对等。如铸造卡环称为金属铸造卡环,锻丝弯制卡环则最好。既然铸造卡环肯定是金属的,强调的是工艺,省略了金属二字,弯制卡环肯定是用的锻丝,也强调工艺的话,弯制卡环也可省略锻丝二字。

48. 单臂卡环

One arm clasp

英文定义: GPT无。

中文定义: 只有一个弹性卡环臂,位于基牙颊侧,其舌侧则用高基托起对抗臂的作用,可铸造或弯制而成,多为利用连接体作跨越外展隙的间隙卡环[人卫7-P209、P210]。

分　析: 人卫版《口腔矫形学》第1版即有该名词[人卫1-P290],但GPT从第1～第9版都没有。单臂、双臂,以臂的数目来命名卡环不知出自何处?圈形卡环也是单臂,为什么不可以也叫单臂卡环呢?联合卡环几个臂呢?可以叫四臂卡环吗?胶连义齿用弯制卡环,舌腭侧常用塑胶基托起对抗臂的作用,弯制卡环已很达意了;铸造支架舌腭侧尤其下颌口底高度小于5mm时,基牙舌侧常用大连接体的边缘起对抗臂的作用,颊侧则可根据观测线的类型做出不同的设计,都称单臂卡环?该卡环只有在没有𬌗支托时才有一点与其他卡环不同之处的限定性含义,但定义中又说是间隙卡环,而间隙卡环是通过隙卡沟处的部分起𬌗支托的作用。

49. 双臂卡环

Two arm clasp

英文定义: GPT无。

中文定义: 有颊、舌两臂。颊侧为固位臂、舌侧为对抗臂或两侧交互作用臂,可铸造或弯制而成,无支托[人卫7-P210]。

分　析: 该词命名有问题,定义也有不妥之处,尚不如第1版定义时解释得明确[人卫1-P290、P291]:"多用于牙松动,牙周组织健康较差,不能支持𬌗支托,或咬合紧不能取得支托位置的基牙。作用与单臂卡环同,不宜单独使用,因受力时卡环可随基托下沉,将刺激牙龈组织。"单臂卡环、双臂卡环现在已用得很少了,只在很少量的过渡义齿应用时可能会用到。

50. 三臂卡环

Three arm clasp

英文定义: GPT无。

中文定义: 由颊、舌两臂和支托组成[人卫7-P210]。

分　析：　如果说单臂卡环还有一点道理的话，三臂卡环则一点都没有了，三臂，三个卡环臂，什么叫卡环臂已有定义，殆支托怎么能算卡环臂呢？这是一个不宜再用的名词。

51. 圆环形卡环

Circumferential clasp

英文定义： A retainer that encircles a tooth by more than 180 degrees, including opposite angles, and which generally contacts the tooth throughout the extent of the clasp, with at least one terminal located in an undercut area[GPT9-Pe21]。

中文定义：

（1）　因圆环形卡环常包绕基牙的 3 个面和 4 个轴角，即包绕基牙牙冠的 3/4 以上，形似圆环形，故名圆环形卡环。Aker(1936)首先应用了这类卡环中的三臂卡环，故又称 Aker 卡环[北医 2-P144]。

（2）　因圆环形卡环包绕基牙的三个面和 4 个轴面角，即包绕基牙牙冠的 3/4 以上，形似圆环，故名圆环形卡环。也称 Aker 卡环[人卫 7-P210]。

分　析：

（1）　Aker 应是 Akers，其全名是 Polk E. Akers，其文章发表时间是 1928 年(Akers PE. Partial Dentures. J Am Dent Assoc, 1928, 15：717-722)。

（2）　circumferential clasp 在第 1 版 GPT 即有命名与定义[GPT1-P11]；Akers clasp 的命名与定义则一直到 1994 年出版的第 6 版[GPT6-P52]才入典。两者从第 6 版到第 9 版都是不同的定义。

（3）　Akers 卡环是后人将该卡环冠以 Akers 的名字而不是 Akers 医生自己命名的，其原文中标明是在 1926 年的 8 月 26 日在费城召开的第 7 届 International Dental Congress 上宣读的演讲稿，题目是 "*Partial Dentures*"，在讲的 11 个关于局部义齿制作的内容中，第 5 个讲的是局部义齿设计，共 9 条，其中的第 2、第 3、第 4 条是关于卡环的设计要求：第 2 条讲卡臂的走向与观测线的关系；第 3 条讲卡臂为获得弹性要做得宽度小一些；第 4 条讲为防止组织受压要有 "支托"。但文中一张图也没有，讲座时有没有图展示已难以知晓，仅从文中的词句联想不到 Akers 卡环确切具体的外形。所以，既有可能是有人听了课后以他的姓给卡环起的名字被第 6 版 GPT 的编委会采纳了，也有可能是编委会给起的名字。从第 6 版的定义中推论可能是前者："Eponym for a one-piece cast partial denture with cast clasps. He is said to have improved and standardized the one-piece casting method for fabricating gold partial dentures in the early 1920s." 该定义也没定义该卡环的具体外形，而是 "据说是他改进并标准化了整体铸造方法"。

（4）　将 circumferential 译为 "圆环形"，始自 1992 年人卫版《口腔修复学》第 2 版[人卫 2-P200]。书中的分类是："铸造卡环又分圆环形卡环和杆形卡环"，然后，把圈形卡环、回力卡环、反回力卡环、对半卡环、联合卡环、尖牙卡环、延伸卡环与倒钩卡环归为圆环形卡环的"变体"。

（5）　circumferential 是名词 circumference 的形容词，都是多义词，名词既是圆周，也是周长；形容词既是圆周的，也是周围的，还是环绕的、圆环形的等。用于卡环的命名，宜译为"环绕式"更为确切，牙冠不是圆的，卡环就不可能是圆环形的，方形、椭圆形、矩形、三角形，发育成什么形的牙都可被卡环环绕。用于某类器物的形容，式比形更合中文的习惯。同理，杆形卡环宜称为杆式卡环。

所以，环绕式卡环应是卡环的一类，另一类是杆式卡环。Akers 卡环应是环绕式卡环其中的一种。

修改命名：　**环绕式卡环**（circumferential clasp）

定义宜采用 GPT 的定义（译文）：一种环绕牙超过 180°、包括相对应线角的固位体，通常卡臂的全长都与牙面接触，最少一个末端位于倒凹区。

52.　Akers 卡环

Akers clasp

英文定义：　Eponym for a cast circumferential clasp；this cast clasp improved and standardized the one-piece casting method for fabricating gold alloy removable partial denture frameworks in the early 1920；*orig.*, Polk E. Akers, dentist, Chicago, IL, U.S.A. ［GPT9-Pe8］.

中文定义：　与圆环形卡环相同。

分　析：　Akers 卡环曾经有过的名字还有 circlet clasp，中文有 I 型卡环。在可摘局部义齿学领域也非常著名的 Arthur J. Krol 教授就不同意 Akers clasp 的命名，在其专著 *Removable Partial Denture Design* 中还专门在 Akers clasp 名词后边标明了"*obj.*"（反对、不同意之意，第 215 页）。其正文全文中都用 circlet clasp 一词。也确实，通读 Akers 医生的全文，对蜡型的制作讲了 8 条；对铸道讲了 3 条；对包埋讲了 8 条；对铸造、打磨各讲了 4 条。篇幅、内容都比卡环的设计多很多。但无论如何，Akers 医生是铸造支架设计制作理论与方法的集大成者，也许是"𬌗支托"的首倡者，后人出于尊敬而将该卡环以其名字命名而纪念他也是应该的。

第 9 版 GPT 的英文定义不如第 6 版好，但 GPT 哪版的定义无论怎么读都像是写人而不是给卡环下定义。相比而言，Krol 教授的定义就很明确：

Circlet clasp：A clasp which consists of a rest, a circumferential retentive clasp arm and a circumferential bracing clasp arm, both originating from the minor connector in the area of the rest. Previously known as an "Akers" clasp（P216）.

定义很好，但其名 circlet clasp 怎么翻译呢？圆箍卡环？环形卡环？都不好。

Ⅰ型卡环也有时词不达意，Ⅰ型观测线时不一定都设计该卡环。权衡之下，还是用 GPT 之名，用 Krol 的定义最佳：

由𬌗支托、一个环绕式固位臂与一个环绕式对抗臂组成的卡环，两个卡环臂都从支托附近的小连接体处发出。

53. 环形卡环

Ring clasp

英文定义： GPT 无。

中文定义：

（1）　亦称**圈形卡环**，多用于最后孤立的磨牙上，基牙向近中舌侧（多为下颌）或近中颊侧（多为上颌）倾斜。卡环游离臂端设在颊或舌面的主要倒凹区，经过基牙远中延伸至舌面或颊面的非倒凹区。铸造圈形卡环的近、远中分别或同时放置支托，并可以加宽非倒凹区对抗臂或设计并行双臂，以提高其强度；对锻造者，非倒凹区用高支托，起对抗臂作用；加𬌗垫恢复𬌗面咬合接触关系，临床应用较多［人卫7-P210］。

（2）　形态结构：只有一个卡臂，几乎围绕整个基牙。固位臂常位于倒凹大的一侧，如上颌磨牙的颊侧和下颌磨牙的舌侧。铸造的圈形卡环多采用近、远中两个𬌗支托，在非固位臂卡臂尖一侧的两个支托之间放置辅助卡臂，防止圈形卡环弯曲变形［北医2-P145］。

分　析： ring 虽然译为环或圈皆可，但环绕式卡环一词中已出现了环字，为避免重复而导致词义混淆，环形不如圈形更明确、更有区别。GPT 对该卡环无定义。Krol 教授对此有较明确的定义：A clasp consisting of a rest(s), a long circumferential clasp arm encircling the tooth and an optional reinforcing element(P221). （由一个𬌗支托、一个环绕牙齿的长卡臂与附加增强构件组成的卡环。）在 rest 后边加 s 并括起来，说明是选项性的，可是一个也可是二个。optional 还有可选择性的、非必需的含义，意即有附加的增强构件称圈卡，没有仍然称圈卡。当没有时，即成了由一个𬌗支托与一个环绕牙齿的长卡臂组成的卡环。定义很简练。附加的增强构件在可摘局部义齿的构成里，应属于小连接体，而不应称"辅助卡臂"。

54. 联合卡环

英文定义： GPT 无。

中文定义：

（1）　联合卡环（combined clasp）

形态结构：由两个圆环形卡环通过共同的卡环体连接而成，共用一个小连接体。联合卡环体位于相邻两基牙的殆外展隙,并与伸向殆面的两个殆支托相连接。

适应证:它适用于单侧游离端缺牙患者,将联合卡环放置在无缺牙侧稳固的后牙上。它也适用于相邻两牙之间有间隙者,联合卡环可以防止食物嵌塞。

特点:选择应用联合卡环时必须应用殆支托,联合卡环体至缺隙最好有两颗天然牙的距离,防止它的楔力推移基牙向缺隙移动[北医 2-P146]。

（2）　联合卡环(combined clasp):由位于相邻两基牙上的 2 个卡环通过共同的卡环体相连而成。此卡环需铸造法制作。卡环体位于相邻两基牙的外展隙,并与伸向殆面的殆支托相连接。适用于基牙牙冠短而稳固,相邻两牙之间有间隙或有食物嵌塞等情况者[人卫 7-P211]。

分　　析:　联合卡环是两个卡环的联合,但从性质上属于隙卡。隙卡,虽然 GPT 无命名、无定义;《口腔修复学》也只在第 2 版第 205 页的图 5-49 中有"间隙卡环"一词。但实际上应用并不少,当前牙缺失时,隙卡左右一边一个是常规设计,要不然哪来的"隙卡沟的预备"[人卫 7-P240, 北医 2-P194]一说呢?隙是外展隙的简称,不是间隙的简称。隙卡的特点是从舌腭侧的大连接体发出小连接体,小连接体的走行是:先从舌侧的外展隙到殆面的隙卡沟(在殆外展隙处预备而成)再到颊外展隙,途中根据需要发出卡臂与殆支托,弯制隙卡(无殆支托,以殆面处钢丝代)、铸造隙卡、联合卡环,莫不如此。GPT 无 combined clasp 一词,且该词容易与 GPT 已有的 combination clasp 混淆,因 combined 来自 combine,而 combination 是 combine 的名词,既是联合又是混合,而 combination clasp 是要译为"混合卡环"才达意的,所以, combined 了什么是逻辑中不应少的,所以此处应先有**外展隙卡环**(简称**隙卡**)、**弯制隙卡**和**铸造隙卡**三个词汇,然后才是联合卡。隙卡对应的英文名词应为 embrasure clasp;弯制隙卡的英文名词可为 wrought wire embrasure clasp;铸造隙卡的英文名词对应即为 cast embrasure clasp;联合卡环的中文名词已相约俗成不能再动了,英文再加上 combined 就完整了: combined embrasure clasp。定义同样需先定义隙卡,然后是其他三个。

再命名与修改定义:

外展隙卡环简称隙卡: embrasure clasp。

弯制隙卡: wrought wire embrasure clasp。

铸造隙卡: cast embrasure clasp。

隙卡:小连接体走行于相邻两基牙外展隙的环绕式卡环的一种。

弯制隙卡:用圆形不锈钢丝弯制而成的隙卡。

铸造隙卡:用失蜡铸造工艺制造的隙卡,从殆面观似 Akers 卡环。

联合卡环(combined embrasure clasp):用失蜡铸造工艺制造的相邻两个基牙上的隙卡,由于共用一个小连接体而合二为一,故称联合卡环。

55. 混合卡环

Combination clasp

英文定义： Combination clasp: A circumferential retainer for a removable partial denture that has a cast reciprocal arm and a wrought wire retentive clasp[GPT9-Pe23].

中文定义：

（1）　**混合型卡环**：通常指Ⅰ、Ⅱ型，Ⅰ、Ⅲ型，Ⅱ、Ⅲ型卡环相互混合后形成的卡环组。

（2）　**结合卡环**：形态结构：含有一个煅丝弯制卡环固位臂，一个铸造𬌗支托及一个铸造卡环对抗臂[北医 2-P151]。

分　　析： 混合,需要定义的是把什么与什么混合在一起了？把不同型的卡臂合用于一个卡环,一起铸造出来,只是具体设计上的区别,工序没变化；把铸造与弯制卡臂合用于一个卡环上,是不同方法制作的卡臂的混用,工序有很大区别。结合,两个不同方法制作的卡臂之间的关系用结合来形容,不太达意,混用或混合较好。以 GPT 的定义较明确：可摘局部义齿环绕式卡环的一种,（卡臂）由一个弯制固位臂和一个铸造对抗臂组成。

56. 对半卡环

Half and half clasp

英文定义： GPT 无。

中文定义：

（1）　形态结构：由颊、舌侧两个相对的卡环臂和近、远中𬌗支托组成,有近远中两个小连接体,每个小连接体支持一个𬌗支托及一个臂。临床上有时用舌侧基托代替舌侧卡环臂,起对抗臂作用。

适应证：用于前后有缺隙、孤立的前磨牙或磨牙上。对于牙支持式的可摘局部义齿,可设计此类卡环,仅发挥卡抱作用[北医 2-P146]。

（2）　由颊、舌侧两个相对的卡环臂和近、远中两个𬌗支托所组成,以各自的小连接体分别连接于树脂基托中或铸造支架上。主要用于前后有缺隙、孤立的前磨牙或磨牙[人卫 7-P210]。

分　　析： 对半卡环的定义,人卫版《口腔矫形学》的第 291 页中就有,与现定义内容略有不同：“由两个相对的卡环臂和两个𬌗支托所组成,用于前后皆有缺隙,孤立的前磨牙或磨牙上,支持和固位作用都很好。”在 *McCracken's Removable Partial Prosthodontics* 一书中,对半卡环的定义（第 8 版,1989,第 101 ~ 第 102 页）是：“Consists of a circumferential retentive arm arising from one direction and a reciprocal arm arising from another.”但其定义后的内容中无关于孤立基牙的描述。两个定义与现中文定义共同的区别是强调了固位、有一个固位臂,而不是“仅发挥卡抱作用”,那意味着没有固位臂了。

57. 长臂卡环

Long arm clasp

英文定义： GPT 无。

中文定义： 又称**延伸卡环**（extension clasp）。用于近缺隙基牙松动或外形无倒凹无法获得足够固位力者。它是将卡环臂延伸至近缺隙基牙的相邻牙的倒凹区以获得固位，并对松动基牙有固定夹板的保护作用。该卡环任何部件不应进入近缺隙松动基牙的倒凹区[人卫 7-P210]。

分　析： 长臂卡环？多长为长？多短为短？磨牙上的卡臂比前磨牙上的卡臂长，圈卡的卡臂比任何卡环的卡臂都长，这是一个不确切的名词。相比之下延伸卡环较明确，在一个基牙上的卡臂无论多长都没有延伸的含义，只有延伸到了邻牙才是延伸。

人卫版《口腔修复学》第 2 版的第 202 页中第一次定义延伸卡环，第 3 版对延伸卡环的定义与第 2 版不同，两次定义的内容加在一起是现在第 7 版的定义。

58. 连续卡环

Continuous clasp

英文定义： (a) In removable prosthodontics, a circumferential retainer(clasp)whose body emanates from an occlusal rest and extends across the buccal or lingual surface of more than one tooth(hence, continuing on)before engaging an undercut on the proximal wall farthest from the occlusal rest.(b)Any one of several early 20th-century designs for clasping natural teeth to retain a removable partial denture[GPT9-Pe25]。

中文定义：

（1） 形态结构：如用铸造卡环，为两个或两个以上的三臂卡环各自相对并相连，位于两个或两个以上相邻的基牙上，分别有两个独立的固位臂和两个小连接体，而两个或两个以上的卡环对抗臂在末端相连，与舌侧观测线平齐。两个小连接体分别于大连接体相连。

适应证：多用于牙周夹板，放置在两个以上的余留牙上，加强多个薄弱基牙的固位与支持作用。有些学者认为，这类卡环弹性小，不宜过多进入基牙倒凹区，以免对基牙造成创伤，卡环只发挥摩擦固位作用[北医 2-P147]。

（2） 多用于牙周夹板，放置在两个以上的牙上。锻造连续卡环常可包括整个前牙区或后牙区，卡环臂很长，两端埋入基托，仅其中间部分弹性较大处可进入基牙倒凹区，其余部分与导线平齐[人卫 7-P210]。

分　析： 在"中文定义（1）"中，如仅是 2 个 Akers 卡环相对并在卡臂尖处连接起来还好理解，2 个以上？3 个或 4 个 Akers 卡环如何连接呢？是否应是一个 Akers 卡环与一个延伸卡环连接或两个延伸卡环的连接呢？有两个小连接体不难理解，但有两个独立的固位臂，是否就应明确定义只有对抗臂的卡臂尖处相连，而固位臂的卡臂尖不相连呢？

"中文定义（2）"，连续卡环是弯制的，没有卡臂尖，只在唇颊侧，舌腭侧是基托。

这两个定义差别太大了。

"英文定义（b）"非常不明确；"英文定义（a）"读起来像是对延伸卡环的定义：一个环绕式（卡环）固位体，（卡臂）体从𬌗支托处发出，在进入邻面壁的倒凹前延伸跨过一个牙以上的颊舌侧面。

1956 年出版的第 1 版 GPT 的第 12 页中有 continuous clasp 的名词，但标明了（obj., see continuous bar retainer），即认为该词不对，适合用于连续杆的命名。

1987 年出版的第 5 版 GPT 的第 725 页中第一次给 continuous clasp 下的定义与"英文定义（a）"基本相同，1994 年出版的第 6 版标上了 obs.（淘汰的）。到 2005 年出版的第 8 版又取消了 obs.。第 9 版与第 8 版 GPT 的"英文定义（a）"完全相同。

人卫版《口腔修复学》第 3 版的第 184 页中第一次定义连续卡环："多用于牙周夹板，放置在两个以上的余留牙上。不锈钢丝弯制连续卡环常放置在前牙区或后牙区。此卡环无游离臂端，借卡臂的中间部分弹性较大处进入基牙倒凹区，其余部分与观测线平齐，卡环体通过𬌗外展隙延伸至舌侧，埋入基托内。"与"中文定义（2）"的内容一致但更明确些，但"卡环体通过𬌗外展隙延伸至舌侧，埋入基托内。"可修改为：卡环两端通过隙卡沟进入基托内。

59. 回力卡环

Back-action clasp

英文定义：　GPT 无。

中文定义：

（1）　　形态结构：应用基牙多为前磨牙或尖牙，牙冠较短或呈锥形牙。卡环固位臂尖位于基牙的唇（颊）面倒凹区，绕过基牙的远中面与远中支托相连接，再转向舌面的非倒凹区，在基牙近中舌侧通过连接体与腭（舌）杆相连。支托不与大连接体或基托相连。

　　　　适应证：常用于后牙游离缺失侧的末端基牙[北医 2-P146]。

（2）　　常用于后牙游离端缺失，基牙为前磨牙或尖牙，牙冠较短或呈锥形。卡环臂尖位于基牙唇（颊）面的倒凹区，绕过基牙的远中面与𬌗支托相连，再转向基牙舌侧的非倒凹区，在基牙近中舌侧通过连接体与基托或连接杆相连[人卫 7-P211]。

分　　析：　作为直接固位体，回力卡环也好，下一个词反回力卡环也好，在临床上并不"常用"，其固位力不佳，稳定作用小，支持力同样不够。从外形上，属于圈卡的改良形。

60. 反回力卡环

Reverse back-action clasp

英文定义： GPT 无。

中文定义：

（1）　形态结构：卡环固位臂尖端位于基牙舌面倒凹区，绕过基牙的远中面与远中支托相连接，再转向颊侧的非倒凹区，在基牙近中颊侧通过连接体与基托相连。支托不与大连接体或基托相连。

　　　　适应证：常用于后牙游离缺失侧的末端基牙 [北医 2-P146]。

（2）　卡环臂尖端位于基牙的舌面倒凹区，经过基牙非倒凹区与远中支托相连，再转向近中颊侧非倒凹区，通过连接体与基托相连 [人卫 7-P211]。

61. 倒钩卡环

Reverse hook clasp

英文定义： GPT 无。

中文定义：

（1）　形态结构：它的固位臂起始于牙体，在牙面上向龈方自行逆转，固位臂尖在龈 1/3 区进入倒凹区。

　　　　适应证：常用于有近中倾斜，倒凹区在支托的同侧下方的下颌磨牙。它不能用于临床冠短的基牙。而且因它覆盖较多的牙体组织，不易自洁，只有当组织倒凹区无法使用杆形卡环时，才选用倒钩卡环 [北医 2-P147]。

（2）　用于倒凹区在支托的同侧下方的基牙，又称**下返卡环**。当有软组织倒凹区无法使用杆形卡环时选用 [人卫 7-P212]。

分　析： 该词的英文名词还有 reverse action clasp，hairpin clasp，circumferential "C" clasp。四个词似乎哪个也不宜译为"下返卡环"。

62. 尖牙卡环

Canine clasp

英文定义： GPT 无。

中文定义：

（1）　形态结构：从小连接体发出的近中切端支托顺尖牙舌面近中边缘就向下龈方到尖牙的舌隆突，再向上经尖牙舌面远中边缘嵴到尖牙的远中切角，继续下行到唇面，卡环固位臂尖在唇面进入近中倒凹区。

　　　　适应证：用于尖牙上 [北医 2-P148]。

（2）专门用于尖牙上。设近中切支托，卡环由切支托顺舌面近中切缘嵴向下，至舌隆突，方向上转，沿舌面远中边缘嵴至远中切角，反折至唇面，卡环臂在唇面进入近中倒凹区。此卡环的支持固位作用较好[人卫 7-P212]。

分　　析： 该卡环也不常用，尤其不适用于上颌。如前牙都在，后牙都不在，该尖牙强壮时作为选项之一可用；如仅剩两颗尖牙，切支托放近中就失去了意义。

63. 杆形卡环

Bar clasp

英文定义： A clasp retainer whose body extends from a major connector or denture base, passing adjacent to the soft tissues and approaching the tooth from a gingivo-occlusal direction [GPT9-Pe14]．

中文定义：

（1）杆形卡环是 Roach(1934)提出应用的，故又名 **Roach 卡环**。这种卡环是从义齿基托或义齿基托固位网发出，向上向内越经龈组织到达基牙牙冠唇颊面突点以下的有利倒凹内，与基牙相接触，所以也称为**突点下型卡环**(infrabulge clasps)。因其固位作用是由龈方向𬌗方呈推型固位，故也称为推型卡环[北医 2-P148]。

（2）杆形卡环是 Roach(1934)提出应用的，故又名 Roach 卡环。此类卡环是从缺牙区唇侧义齿基托中伸出，沿牙龈缘下方 3mm 的位置平行向前延伸至基牙根端下方适当位置，然后以直角转向𬌗方，其卡环臂（引伸臂）越过基牙牙龈，臂端进入基牙颊侧龈 1/3 区的倒凹区，深度约 0.25mm，臂尖末端 2mm（称足部）与基牙表面接触。杆形卡环均为金属铸造，其固位作用是由下向上呈推型固位，故又称**推型卡环**(push type clasp)，尤其适合后牙游离缺失的末端基牙[人卫 7-P212]。

分　　析： 一个卡环有四个名字，即杆形卡环、突点下型卡环、推型卡环和 Roach 卡环。

GPT9 里对 Roach clasp 的解释是：Eponym for infrabulge clasp; *orig.*, Finnis Ewing(Frank)Roach, prosthodontist, U.S.A., (1865-1960)Roach FE. Principles and essentials of bar clasp partial dentures(J Am Dent Assoc. 1930, 17: 124-138)．如引用日期，应是 1930 年，即以 Roach 命名的 infrabulge 卡环。

1977 年出版的第 4 版 GPT 第一次给 Roach clasp 下了定义：A clasp with arms that are bar-type extensions from major connectors or from within the denture base; the arms pass adjacent to the soft tissues and approach the point or area of contact on the tooth in a gingiva-occlusal direction [GPT4-P100]．

1994 年出版的第 6 版 GPT 第一次给 infrabulge clasp 下了定义：A removable partial denture retentive clasp that approaches the retentive undercut from a cervical or infrabulge direction[GPT6-P78]，然后在第98页中标明了Roach clasp是infrabulge clasp的eponym。

从GPT以上的三个定义上看，确实内容差不多，但其逻辑关系表明：Roach卡环是突点下型卡环的名祖，为同义词；但不是杆形卡环的名祖，不是同义词。推型卡环GPT无命名与定义。

Roach医生无疑是与Akers医生同时代的、另一位著名可摘局部义齿学专家。GPT引用的文章是他在1929年芝加哥一次会议上的讲稿，后于1930年发表在JADA上的。Roach的文章主要讲的是杆形卡环可摘局部义齿五个方面的问题：A careful survey；repairs, treatment and preparation；a dependable impression technic；a comprehensive understanding of the fundamental engineering principles involved in design and construction；proper installation and maintenance；a full appreciation of esthetics, physiologic function and the possibilities of pathologic sequence.

从其文章中看，bar clasp一词早于其文章发表以前很多年就用了，该文章标题中"Principles and essentials of bar clasp partial dentures"也是用的bar clasp一词，所以杆形卡环不应该以Roach的名字命名，而是当时Roach为杆形卡环的设计理论增加了一些新的内容。

从其文中的31张附图中看，图12～图27是关于卡环的设计，其中，图12、图18、图20～图27是不同牙位不同情况下不同杆形卡环的设计或设计的改良示意图。这些设计，在有了RPI卡环以后都不再用了。

第6版GPT第一次给infrabulge clasp下定义[GPT6-P78]，并在第98页中标明了Roach clasp是infrabulge clasp的eponym，恐怕也需要商榷，因为第1版GPT的第11页中对杆形卡环的2个定义里都已有相应的含义：杆形卡环都是从大连接体或基托发出，至少有一个固位臂的末端终止于"infrabulge area"。

第1版GPT中，在卡环一词的定义下，卡环分为两类：bar clasp（"中文定义（1）、（2）"）与circumferential clasp[GPT1-P11]两者是并列关系。在第28页上"Roach clasp"后标明了（obj.），说明第1版的编委会不同意将bar clasp命名为Roach clasp的（第5版也不同意），编写第1版时，距Roach发表其文章时间最近，编委会不可能比后几版的编委会更不了解文章的内容，其含义应是：在Roach之前的所有杆形卡环都是这样要求的，并非从Roach始，杆形卡环应是不同于环绕式卡环的另一类卡环的统称而不是某一个卡环的名字。

所以，这四个名词，保留一个杆形卡环足够了，最好改为杆式卡环，以与环绕式卡环一词相并列：

杆式卡环（bar clasp）：GPT的定义较为简明，略做修改：一种从大连接体或基托中发出的，通过邻近的软组织后从龈骀向靠近牙面的杆式固位体。

64. RPI 卡环组

Rest-proximal palate-I bar

英文定义： RPI: Acronym for rest, proximal plate, and I-BAR; the clasp components of one type of partial removable denture clasp assembly[GPT9-Pe78].

中文定义：

（1） 形态结构：由近中殆支托、远中邻面板、颊侧 I 杆三部分组成，简称 RPI 卡环。

适应证：适用于牙列远中游离端缺失的可摘局部义齿的末端基牙，应用广泛。Kratochvil（ 1963 ）根据远中游离端义齿修复存在的问题，提出了 RPI 卡环组的设计，经临床应用，效果良好[北医 2-P151]。

（2） 由近中殆支托、远中邻面板、颊侧 I 型杆形卡环三部分组成，常用于远中游离端义齿[人卫 7-P213]。

分　析： RPI 卡环的设计与大部分设计理论确实是 Kratochvil 医生在 1963 年提出的（ Frank J.Kratochvil: Influence of occlusal rest position and clasp design on movement of abutment teeth. J Prosthet Dent, 1963, 13: 114. ），但该卡环的命名却是 Krol 医生在 1973 年提出的，并使其在理论上完善起来（ J Krol.Clasp design for extension-base removable partial dentures. J Prosthet Dent, 1973, 29: 408 ）。Kratochvil 医生当时正在美国海军牙学院任教，海军中校军衔。在文章中他比较了卡环殆支托的位置与 I 杆的设计对基牙的影响，考虑了邻面板（当时他称为 a thin metal plate ）与软组织的关系怎样才合理，但由于他的谦逊，不仅没有给他的设计命名，还在首页下边专门注明："The opinions or assertions contained herein are the private ones of the author and are not to be construed as official or reflecting the views of Navy Department of the naval service at large.（ 此文中的观点或主张属本人一己之见，不要理解为官方的或表明是海军牙科均持此观点。）"

Krol 教授于 1973 年的文章是一篇被长期奉为经典的文献，他当时在旧金山的太平洋大学牙学院担任活动修复科主任。但一直到 1994 年出版的第 6 版 GPT 时，RPI 卡环才入典，由首字母缩略语命名而没有以发明者的名字，也没以改良者的名字命名。在 RPI 卡环之前，包括 Roach 的设计，各种杆式卡环都可以称为 "RII" 或 "RIC" 卡环（即两个 I 杆，一个固位一个对抗；或一个 I 杆，一个环绕卡臂，但之前的 R 不一定是近中殆支托），不同之处只是 I 杆的位置、I 杆末端的位置与外形（ I、Y、T、U 形等）、走向的不同而已。自 Krol 教授发表文章之后，RPI 卡环成了杆式卡环中应用最多的。

65. RPA 卡环组

Rest-proximal plate-Aker clasp

英文定义： GPT 无。

中文定义：

（1）　RPA 卡环组是 Eliason（1983）在 RPI 卡环组的基础上改良后提出来的。

形态结构：由近中𬌗支托、远中邻面板和颊侧 Aker 圆环卡臂组成，简称 RPA 卡环。

适应证：适用于牙列远中游离端缺失的可摘局部义齿的末端基牙，当患者口腔前庭的深度不足或基牙龈方存在软组织倒凹妨碍杆形卡环的应用时，建议使用 RPA 卡环[北医 2-P152]。

（2）　在 RPI 卡环组基础上，根据基牙颊侧所设置的固位卡环类型不同，亦可形成和命名其他类型的组合卡环，如设置圆环形 Aker 卡环固位臂则为 RPA 卡环[人卫 7-P215]。

分　　析： 该卡环设计发表的文章是在 1983 年（ Eliason CM.RPA clasp design for distal-extension removable partial dentures. J Prosthet Dent, 1983, 49：25-27 ），但作者在文章左下角注明是 1970 年（ The original design was developed by Dr Charles A. Eliason and Dr. Arthur J. Krol in 1970 ），即与 Krol 教授一起设计应用了 13 年后才发表。

作者开篇即表明该卡环是为了克服 RPI 卡环解决不了的一些问题才研制出来的。

66. 悬锁卡环

Swing lock clasp

英文定义： GPT 无。

中文定义：

（1）　为 Simmon（1960）提出，首先在欧洲应用，逐渐受到重视。

形态结构：其组成包括铸造唇杆、固位指、卡环的其他部分[北医 2-P152]。

（2）　其结构主要包括铸造唇杆（ casting labial bar ）和固位指（ retention finger ）等。铸造唇杆的一端以铰链形式与义齿的支架相连，使杆可以回转、开闭，另一端以扣锁关系与义齿相连。在铸造唇杆伸出若干个固位指，一般是 I 型杆形卡环的形状，位于余留牙唇面的倒凹区[人卫 7-P215]。

分　　析： 应是铸造唇、颊杆。

应用较少，原因是适应证较少，按 McCracken 可摘局部义齿学的理论，需要满足以下四个条件：①关键基牙缺失；②余留牙外形与倾角不良；③不良软组织外形；④个别余留牙预后不良。从而使常规设计有困难，需要利用全部余留牙来提供固位与稳定时才用。

四、总义齿部分

1. 无牙颌

Edentulous jaw

英文定义： Edentulous *adj*.（1782）: Without teeth, lacking teeth[GPT9-Pe34]。

中文定义： 无牙颌是指因各种原因导致的上颌和 / 或下颌牙列全部缺失后的颌骨[北医 2-P253]。

修改定义： 牙列缺失后的颌骨为无牙颌，上牙列缺失后的上颌骨为**上无牙颌**，下牙列缺失后的下颌骨为**下无牙颌**。

2. 总义齿

Complete denture

[**同义词**] **全口义齿**

英文定义：

（A） A removable dental prosthesis that replaces the entire dentition and associated structures of the maxillae or mandible; called a complete removable dental prosthesis[GPT8-P25]。

（B） A fixed or removable dental prosthesis that replaces the entire dentition and associated structures of the maxillae or mandible; *syn*., fixed complete denture, removable complete denture[GPT9-Pe23]。

中文定义：

（1） 为牙列缺失患者制作的义齿称全口义齿，俗称总义齿[人卫 7-P294]。

（2） 全口义齿：是采用人工材料替代缺失牙的上颌或下颌完整牙列及相关组织的可摘义齿修复体[北医 2-P253]。

全口义齿：是牙列缺失的常规修复治疗方法，它是采用人工材料替代缺失的上颌或下颌完整牙列及相关组织的可摘义齿修复体。全口义齿由基托和人工牙两部分组成。全口义齿靠基托与黏膜紧密贴合及边缘封闭产生的吸附力和大气压力产生固位，使义齿吸附在上下颌牙槽嵴上，恢复患者的缺损组织和面部外观，恢复咀嚼和发音功能，义齿基托覆盖下的黏骨膜和骨组织承担义齿的咬合压力。全口义齿是黏膜支持式义齿[北医 2-P265]。

分　析： 英文名词出现过 full denture, complete denture 两个词，从 GPT 看应该是前者

早,1956 出版的第 1 版 GPT 的第 16 页中,前者即被标明(*obj.*)弃用了,在 Merrill G. Swenson 的名著 *Complete Dentures* 中,1940 年出版的第 1 版也已用的是后者。中文名词有三个,**全牙托**(《牙医学词汇》1945,第 31 页),书中的英文名词是 full denture;而总义齿、全口义齿应该都译自 complete denture。

complete,在此是形容词,词义里有完全的、彻底的、全部的、完整的、整个的等义,与 denture 连用,最贴切的译名应为:"全部义齿"。这样与 partial denture 的中文译名"局部义齿"就形成了良好对应的并列关系。局部义齿有固定局部义齿与可摘局部义齿两个衍生词,如果按"全口"的译法,恐怕没人会认同将 partial denture 译为"局部口义齿"。

总,在此也是形容词,词义里有全部的、全面的、为首的、一向的等义,所以,将全部义齿简称为总义齿是正确的。

总义齿可以正确地衍生以下词汇:**单颌总义齿**、**上颌总义齿**和**下颌总义齿**等,但全口义齿不能,单颌全口义齿、上颌全口义齿和下颌全口义齿都是不正确的词汇。

所以,总义齿才是正确的学术名词而不是俗称。

在第 1 ~ 第 8 版 GPT 中,complete denture 的定义中没有固定的(fixed)complete denture 的内容,后来有了,显然是种植义齿发展所需要的,可将 2012 年出版的第 7 版《口腔修复学》的"中文定义(1)"与 2018 年出版的第 9 版 GPT 的定义合起来。

修改定义: 无论固定的、活动的,只要是修复牙列缺失的义齿,都是总义齿。

3. 剩余牙槽嵴

Residual ridge

具体见"4. 无牙颌牙槽嵴"。

4. 无牙颌牙槽嵴

英文定义: The portion of the residual bone and its soft tissue covering that remains after the removal of teeth[GPT9-Pe76]。

中文定义:

(1) 无牙颌牙槽嵴(剩余牙槽嵴):牙缺失后,牙槽骨逐渐吸收和改建,形成连续的骨嵴[人卫 7-P295]。

(2) 无牙颌牙槽嵴(剩余牙槽嵴):牙列缺失后牙槽突逐渐吸收和改建形成连续的骨嵴,包括牙槽嵴顶与唇颊和舌侧牙槽嵴侧斜面。表面为致密的骨皮质,内部为骨松质[北医 2-P254]。

GPT 定义: 牙缺失后剩余的残留骨部分与其上覆盖的软组织称为剩余牙槽嵴。

分　析：　牙在，颌骨的牙槽突也称牙槽骨，其牙槽窝的游离缘称牙槽嵴；牙缺失后，可以统称为剩余牙槽骨。牙刚缺失时，牙槽窝、牙槽嵴、牙槽间隔、牙根间隔都在，还不能称剩余牙槽嵴，但属于剩余牙槽骨；随着骨吸收与改建过程的进行，剩余牙槽骨才逐渐形成不同高低宽窄的嵴状，可以称剩余牙槽嵴了。但随着吸收的进行，当吸收至颌骨本体，原有的剩余牙槽骨都没有了，外形也呈凹陷状而不是嵴状了，这时怎么办？按说应该称剩余颌骨？对修复而言，这又要涉及一个从哪儿界定的问题，所以，对剩余牙槽嵴的定义，是否吸收后成嵴状、分为几部分不宜强调，而表面黏骨膜这层软组织不能少，毕竟定义的不是离体干骨。对剩余牙槽嵴的吸收量与改建规律，是另外一个词 residual ridge resorption 简称 RRR（剩余牙槽嵴骨吸收）定义的内容。

另外，不仅无牙颌，牙列缺损部分的牙槽嵴也称为剩余牙槽嵴。所以，以较宽泛的 GPT 的定义较好。

5.　松软牙槽嵴

Flabby ridge

英文定义：　Flabby tissue *obs.*：Excessive movable tissue[GPT4-P82, GPT9-Pe40]。

中文定义：

（1）　当下颌前部是天然牙而上颌是全口义齿时，由于下颌前部天然牙产生较大的𬌗力作用于上颌前部牙槽嵴，造成牙槽嵴压迫性吸收，而形成移动性较大的纤维组织，被称为松软牙槽嵴（flabby ridge）[人卫 7-P311]。

（2）　松软牙槽嵴（flabby ridge）：常见于上下颌前部牙槽嵴。局部所受咬合压力过大或创伤性作用力所致，牙槽嵴骨质过度吸收，而代之以增生的纤维结缔组织，牙槽嵴黏膜肥厚、松软、移动性较大[北医 2-P266]。

分　析：　从第 1 版 GPT 开始一直称 flabby tissue，从第 6 版已建议弃用。第 1 版的定义较长，认为通常是不合适的义齿与错𬌗所造成的，也常见于下颌有 6~8 颗下颌前牙时上颌义齿的前部牙槽嵴。

如中文保留该词与定义，需要考虑到当下颌成为四类无牙颌时，整个剩余牙槽嵴都是松软牙槽嵴。

修改定义：　有严重骨吸收的剩余牙槽嵴、表面的黏膜松软而可移动时，称为松软牙槽嵴。

6.　颊侧翼缘区

Buccal flange area

英文定义：　Buccal flange：The portion of the flange of a denture that occupies the buccal vestibule of the mouth[GPT9-Pe17]。

中文定义： 位于下颌后弓区，在下颌颊系带至咬肌下段前缘之间。当下颌后部牙槽嵴吸收已平时，该区又称**颊棚区**（buccal shelf area），外界是下颌骨外侧，内侧是牙槽嵴的颊侧斜坡，前缘是颊系带，后缘是磨牙后垫[人卫 7-P300]。

分　　析： GPT 中没有 buccal flange area 一词，但有 buccal flange，与 labial flange、linfual flange 并列，都属 denture flange，表达是义齿不同的基托部位。对 denture flange，GPT 的定义[GPT9-Pe31]是："The part of the denture base that extends from the cervical ends of the teeth to the denture border." 即从人造牙颈缘到义齿边缘的义齿基托部分。

　　buccal flange 比 buccal flange area 虽仅少一词，但内容完全不同，后者定义的是口内组织的部位，在无牙下颌的解剖标志一节中讲述，中文被译为"颊侧翼缘区"。但该译名如果被分解：buccal（颊侧），不容置疑；flange（翼缘）？何者之翼？应该是义齿之翼了，缘自何来？area（区），口内相对应的区域。可能当时观察的对象是一类无牙下颌，因为只有颊棚区宽大时，该区域才明显，下颌义齿才有两颊侧外展似翼的外形，所以中文名词是一个直译加意译的结果。当下颌剩余牙槽嵴逐渐吸收后，到了三、四类时，还用该词来形容口内剩余牙槽嵴颊侧的形状就非常不贴切了，GPT 从第 1～第 9 版对 buccal flange 的定义都是一样的；人卫版《口腔矫形学》第 1 版、《口腔修复学》第 2～第 7 版教材中，对颊侧翼缘区的定义也是几乎一样的。由此可推理中文定义并非来自 GPT 而是另有出处。

　　在 Swenson 的专著 Complete Dentures 中（1953 年，第 3 版，第 63 页）有"buccal flange area"一词及其定义，与《口腔修复学》[人卫 2-P257]上的定义几乎逐句都能对应得上，那么，从时间先后上这应是中文定义的来源了。

　　口内的"颊侧翼缘区"，对应的下颌义齿相应部位如称"颊侧翼缘"，似乎更合命名的规律，就如同口内的"后堤区"对应义齿的"后堤"一样。GPT 口内用的则是既可用于真牙列也可用于无牙下颌的 buccal vestibule 一词，来对应下颌义齿的 buccal flange 一词，labial vestibule 与 labial flange 相对应，而且上下颌都能用。但"颊侧翼缘区"有"唇侧翼缘区"可并列吗？词汇中没有该词，按颊侧翼缘区的定义不应有；可用于上颌吗？按定义也不能，因为定义限定的是"位于下颌后弓区，在下颌颊系带至咬肌下段前缘之间。"但第 7 版《口腔修复学》前边这样定义（第 300 页），后边却出现了"基托边缘过短也会影响固位，常见于**上颌颊侧翼缘区**后部及……"的描述（第 340 页），出现这样的前后矛盾，说明了命名中存在的问题。

　　所以，GPT 的命名值得借鉴，即口内用**前庭**（口腔解剖生理学有定义），既可用于上颌，又可用于下颌；既可用于**唇侧前庭**，又可用于**颊侧前庭**；不用再多出一个"颊侧翼缘区"了。

　　flange 一词怎么译？按 GPT 的定义，中文词汇相对应的是唇、颊、舌侧相应部位基托的磨光面与组织面的部分，1945 年出版的《牙医学词汇》的第 40 页中将其译为"**支缘**（正牙器，矫牙托或印模托盘等有支托作用之边缘）"，此后人卫版《口腔矫形学》、《口腔修复学》第 2～第 7 版中均未用该词，也未见其他译法与应用。较达意的译法可取翼缘的"翼"字，基托之翼如**唇翼**、**颊翼**和**舌翼**，上下颌都有了，但不能是翼"缘"。翼之缘，即**义齿边缘**，已有 denture border 一词，以区别于冠、嵌体、预备体的 margin（冠边缘、嵌体边缘和预备体边缘等）。

7. 上颌硬区

Hard area

英文定义：　GPT 无。

中文定义：

（1）　位于上腭中部的前份，骨组织呈嵴状隆起，又称上颌隆突（torus palatinus）[人卫 7-P301]。

（2）　硬区（hard area）：20% 左右的患者硬腭中部的腭中缝处骨质隆起成为腭隆突或上颌隆突，表面覆盖黏膜较薄，故此处又称为硬区[北医 2-P255]。

分　析：　本已有硬腭与软腭的命名，在硬腭上再命名一个上颌硬区，不知是始于口腔解剖学还是总义齿学？

人卫版《口腔解剖生理学》第 7 版的第 64 页中，其定义是："在硬腭中央部分由于黏膜薄而缺乏弹性称为上颌硬区。"该定义没提有无隆突，把上颌硬区称为上颌隆突是欠考虑的，因为大多数人没有骨隆突。

GPT 从第 1～第 9 版都没收录过 hard area。从 1993 年出版的第 6 版才收录 hard palate、torus 两词，硬腭是解剖学名词；**隆突**，GPT 另有定义[GPT9-e87]是："a bony prominence sometimes seen on the lingual surface of the mandible and the midline of the hard palate.（一种骨性突起，有时可在下颌的舌侧与硬腭的中线处见到）。"

临床上**上颌隆突**与**下颌隆突**都可见到，隆突也外形不一、有高有低、有大有小。有牙列可见，无牙颌也有。所以，这不是无牙上颌或无牙下颌的专有名词，而应是解剖学的名词。

硬腭有无硬区都有可能，有无隆突也都有可能，但两者应该分开命名与定义，口腔解剖生理学对硬区的定义与 GPT 对隆突的定义较好。

考虑腭穹窿的外形，平坦形者易有硬区。

8. 颤动线

Vibrating line

英文定义：　An imaginary line across the posterior part of the palate marking the division between the movable and immovable tissues, this can be identified when the movable tissues are functioning[GPT9-Pe90]。

中文定义：

（1）   位于软腭与硬腭交界的部位。当患者发"啊"音时此区出现轻微的颤动现象，故也称"啊"线。颤动线可分为**前颤动线**和**后颤动线**[人卫7-P301]。

（2）   颤动线(vibrating line)：当患者发"啊"音时，软腭发生颤动，颤动线是用来标记软腭可动部分的前缘的一条假想线，称为"啊"线，从一侧的翼上颌切迹延伸至对侧的翼上颌切迹。"啊"线又可称为：后颤动线，大致位于软腭腱膜与软腭肌的结合部位。硬腭与软腭腱膜结合的部位，称为前颤动线[北医2-P255]。

分　析：   发"啊"音，软腭上抬；停止发音，软腭下垂，由此可观察到颤动线的位置。但"硬腭与软腭腱膜结合的部位"是解剖学概念，所以，"前颤动线"在临床上不易被观察到但可触及，实际就是硬软腭交界。GPT 的定义也只有颤动线，没有前后之分，只是腭后部可动与不动组织之间的一条假想线。

9. 后堤区

Post dam area/Postpalatal seal area/Posterior palatal seal area

英文定义：   Posterior palatal seal area: The soft tissue area limited posteriorly by the distal demarcation of the movable and nonmovable tissues of the soft palate and anteriorly by the junction of the hard and soft palates on which pressure, within physiologic limits, can be placed; this seal can be applied by a removable complete denture to aid in its retention[GPT9-Pe70]。

中文定义：

（1）   前后颤动线之间可稍加压力，作为上颌义齿后缘的封闭区，此区宽约 2 ~ 12mm，平均 8.2mm，有一定的弹性，能起到边缘封闭作用。后堤区可分为 3 种类型：第一类。腭穹窿较高，软腭向下弯曲明显，后堤区较窄，不利于固位；第三类，腭穹窿较平，后堤区较宽，有利于义齿固位；第二类，腭部形态介于第一类和第三类之间，亦有利于义齿固位[人卫7-P301]。

（2）   上颌总义齿基托的**后缘封闭区**：在前、后颤动线之间形成一个弓形区域，用钝性器械按压此处的黏膜组织，会发现它既不像软腭后部那样活动，又比硬腭黏膜有较大的弹性。此区为上颌总义齿基托的后缘封闭区[北医2-P255]。

分　析：   在第 1 版 GPT 中, post dam 与 post dam area 后边就标了反对(sbj.)，但该两词又作为同义词一直录入到现在的第 9 版。GPT 的名词直译是**后腭封闭区**，定义与中文定义的区别不大，从颤动线往前，到硬软腭交界。但后堤区在不同人之间不仅宽窄不同，弓的外形也不一致，尤其有些患者软腭上抬时，中缝处比两侧的软腭的动度还要大时要留意，模型上后堤区的处理需与口内情况一致。

10. 后堤

Past dam/Postpalatal seal/Posterior palatal seal

英文定义： That portion of the intaglio surface of a maxillary removable complete denture, located at its posterior border, which places pressure, within physiologic limits, on the posterior palatal seal area of the soft palate; this seal ensures intimate contact of the denture base to the soft palate and improves retention of the denture[GPT9-Pe70].

中文定义： 全口义齿的后堤（ post dam ）：是上颌义齿基托后缘向组织方向高出的部分，当义齿在口内就位后，义齿后堤与软硬腭交界处的黏膜组织紧密接触，防止空气进入，形成良好的后缘封闭，有利于义齿的固位[北医 2-P270]。

分　析： 两个定义有些区别，place pressure 的意思中文定义里没有，紧密接触与 intimate contact 相同，但仅仅紧密接触就能形成后缘良好的封闭吗？还需要"在生理范围内施加一定的压力"才行，而且部位就是后堤区，既然定义了后堤区，就不要再说"软硬腭交界处的黏膜组织"了，或者用"后腭封闭区"。

修改定义： 是上颌总义齿基托后缘向组织方向高出的部分，当义齿在口内就位后，与后堤区紧密接触并在生理范围内施加一定的压力，防止空气进入，形成良好的后缘封闭，有利于义齿的固位。

11. 主承托区

Primary stress-bearing area

英文定义： GPT 无。

中文定义：

（1）指垂直于𬌗力受力方向的区域。包括牙槽嵴顶、腭部穹窿区、颊棚区等区域。此区的骨组织上覆盖着高度角化的复层鳞状上皮，其下有致密的黏膜下层所附着，因此能承担咀嚼压力，抵抗义齿基托的碰撞而不致造成组织的创伤[人卫 7-P302]。

（2）主承托区（ primary stress-bearing area ）：包括上下颌牙槽嵴顶，以及除上颌硬区之外的硬腭水平部分。该区域表面通常为附着黏膜，有高度角化的复层鳞状上皮，黏膜下层致密，有一定的弹性，移动度小，能够抵抗义齿基托的压力，是承担义齿咀嚼压力的主要区域。义齿基托应与主承托区黏膜密合[北医 2-P259]。

分　析： 约 90 年前，人们认识到了无牙颌的不同部位具有不同的组织结构与生理特点，结合总义齿的制作，将义齿覆盖的无牙颌表面分成了 4 个不同的区域：主承托区、副承托区、缓冲区和边缘封闭区。但 GPT 从第 1 版到第 9 版，有缓冲区（还不是定义的口内）登录、有承托区登录（ denture foundation area/tissue bearing area ），而没有"主、副承托区"登录，后两者自然也不会有定义。尽管第 1 版的编委会谦虚地说该版只是一个"临时标准",也承认有些词汇未能收录其中。但后 8 次修改都不收录主承托区与副承托区就不是偶然的了（接下词分析）。

12. 副承托区

Secondary stress-bearing area

英文定义： GPT 无。

中文定义：

（1）指与𬌗力受力方向成角度的区域,包括上下颌牙槽嵴顶的唇、颊和舌腭侧（不包括硬区）[人卫 7-P302]。

（2）副承托区（secondary stress-bearing area）：包括上下颌牙槽嵴的唇颊侧和舌腭侧斜面。该区域黏膜为附着黏膜向非附着黏膜过渡,上皮角化程度降低,黏膜下层疏散,黏膜下可含有脂肪、腺体,甚至有肌纤维附着[北医 2-P259]。

GPT 定义： 口内结构中用于支持义齿的表面。

分　析： 主承托区、副承托区都是承托区。将无牙颌分区,有主、副承托区可以判断、可以利用,这对患者、对医生都是幸运的。但无牙颌是变化的,上述情况只是某些患者无牙颌的最初的状态;有的患者可在刚刚牙列缺失时下颌即是重度骨吸收状态而找不到承托区;患者可在其变化的任一阶段前来就诊,当分不出 4 区时怎么办? 所以,分区法的局限很明显,不是所有的无牙颌都可分出主、副承托区,那么,命名与定义它们就会带来概念上的混乱。著名的 Boucher 的总义齿专著 *Prothodontic Treatment for Edentulous Patients*（2013 年,第 13 版,第 66～第 67 页）虽然将名称改为了："primary and secondary denture support area",但强调"many variations in residual ridge morphology will be found." 由此也可看出对 GPT 做法的认同。主、副承托区的概念应局限在只对一类无牙颌的讲述时应用。而大多数情况下,只需讲**承托区**。

GPT 对此词（denture foundation area/tissue bearing area）的定义是：The surfaces of the oral structures available to support a denture[GPT8-P31]。

13. 边缘封闭区

Border seal area

英文定义： Border seal：The contact of the denture border with the underlying or adjacent tissues to prevent the passage of air or other substances[GPT9-Pe17]。

中文定义：

（1）是义齿边缘接触的软组织部分,如黏膜皱襞、系带附着部、上颌后堤区（post dam）和下颌磨牙后垫[人卫 7-P303]。

（2）边缘封闭区（border seal area）：包括上下颌口腔前庭沟底、唇颊舌系带附着部、下颌舌侧口底黏膜反折处、上颌后堤区和下颌磨牙后垫。边缘封闭区外围分别为唇颊、口底和软腭等活动组织,该区域黏膜下有大量疏松结缔组织,软组织活动度大,不能承受咀嚼压力,义齿基托边缘在此区域不能过度伸展,以免影响周围组织的功能活动或压迫黏膜。但义齿也不能过短,唇颊舌侧基托边缘应由黏膜包裹,上颌义齿后缘应形成后堤,借助黏膜的让性(resilience)使义齿后缘与黏膜密合,形成完整的边缘封闭,使空气不能进入义齿基托与承托区黏膜间,利用大气压力保证义齿的固位[北医 2-P259]。

GPT 定义:　义齿边缘与下方或邻接组织的接触,以防止空气或他物进入。

分　　析:　GPT 从第 1 ~ 第 9 版无"边缘封闭区 border seal area"一词,只有"边缘封闭 border seal",从命名上看,边缘封闭区构成的几个部位都已有自己的命名,即使算统称？也是重复命名。而且,四类下颌前庭沟都没了,到哪里去找一个"区"呢？所以,**边缘封闭**的命名比边缘封闭区有意义,GPT 的定义较好。

14. 缓冲区

Relief area

英文定义:　That portion of the dental prosthesis that is reduced to eliminate excessive pressure[GPT9-Pe75]。

中文定义:

（1）　指需要缓冲咀嚼压力的区域。主要指上颌隆突、颧突、上颌结节的颊侧、切牙乳突、下颌隆突、下颌舌骨嵴以及牙槽嵴上的骨尖、骨棱等部位[人卫 7-P303]。

（2）　缓冲区(relief area):无牙颌的骨性隆突部位,如上颌隆突、颧突、上颌结节颊侧、下颌隆突、下颌舌骨嵴以及牙槽嵴上的骨尖、骨棱等部位,表面被覆黏膜较薄,切牙乳头内有神经和血管。这些部位均不能承受咀嚼压力,全口义齿基托组织面在上述的相应部位应做缓冲处理,以免因压迫导致疼痛,或形成支点而影响义齿的稳定[北医 2-P259]。

分　　析:　GPT 定义的是义齿组织面;"中文定义(1)"是口内组织面,"中文定义(2)"两面都说了。但能缓冲的只能是义齿的组织面,否则就成骨修整术了。另外,可摘局部义齿就没有缓冲区了吗？"中文定义(2)"的定义也不全面。定义部位也有问题,此人此处有隆突,他人此处无,哪还称不称缓冲区？

所以,GPT 的定义较客观,可以其为主要内容来下定义。

修改定义:　义齿基托的组织面上需要缓冲以减小压力的区域。

15. 义齿间隙

Denture space

英文定义:　Denture space:(a)The portion of the oral cavity that is or may be occupied by the maxillary and/or mandibular denture(s).(b)The space between and around the residual ridges that is available for dentures.(c)The area occupied by dentures where formerly the teeth, alveolar bone, and surrounding soft and hard tissues were located[GTP9-Pe31].

中文定义： 是口腔内容纳义齿的潜在空间。义齿间隙原为自然牙列及其相关组织所占据的空间。由于天然牙缺失后，周围的软硬组织也发生吸收和减少，因此义齿间隙的大小在同一个体也会随缺牙时间的长短不同而变化。要通过调整义齿基托的厚度和范围使全口义齿充满在这个间隙内，以恢复患者由于缺牙造成的面容改变，同时又不妨碍唇、颊、舌侧肌肉的正常活动。又称中性区，指义齿和周围软组织处于平衡的区域[人卫 7-P303、P304]。

GPT 定义： 口腔内被或可能被上颌和 / 或下颌义齿占据的那部分空间。

分　　析： 人卫版、北医版教材及 GPT 均对中性区另有定义。

GPT 对义齿间隙的三个定义中，以"英文定义（a）"较好。"英文定义（b）"的"可用间隙"遗留一个问题：什么间隙、多大间隙可用？还需要再解释。"英文定义（c）"先验地认为"义齿占据的间隙即原牙列、牙槽骨及周围软硬组织的位置"，而对义齿而言，原位置不一定能准确找到或只能部分找到与利用。

16.　中性区

Neutral zone

英文定义： The potential space between the lips and cheeks on one side and the tongue on the other; that area or position where the forces between the tongue and cheeks or lips are equal[GPT9-Pe61].

中文定义：

（1） 当上下牙列缺失后，口腔内出现一个空间，此为义齿所应占有的位置，也是唇、颊肌与舌肌内外力量相互抵消的区域，称为中性区[人卫 7-P307]。

（2） 牙列缺失后，无牙颌口腔中存在潜在的间隙，在此部位唇颊肌向内的作用力与舌肌向外的作用力大体相当，称为中性区[北医 2-P259]。

GPT 定义： 唇颊与舌之间的潜在间隙，在此处两者之间的力相等。

分　　析： GPT 现定义始自第 6 版，北医版教材定义与 GPT 基本相同，区别就在"中文定义（2）"强调了无牙颌，但力的作用，有牙无牙力都在，如舌肌力量大则前牙唇倾、开𬌗。所以，GPT 不强调是否是无牙颌是有道理的。

17.　组织面

Tissue surface

英文定义： GPT 无。

中文定义：

（1）　是义齿基托与口腔黏膜组织接触的面，必须与口腔黏膜紧密贴合，两者之间才能形成负压和吸附力，使全口义齿在口腔中获得固位[人卫7-P304]。

（2）　组织面（tissue surface）：是义齿基托与其下的牙槽嵴和上腭等组织密切接触的表面。基托覆盖下的组织区域称为义齿承托区（denture bearing area），义齿在功能时承受的负荷通过组织面传递至支持组织。组织面也是义齿获得固位的主要部位[北医2-P259]。

分　析：　GPT 第1～第9版中无此名词，但第1版中有"denture impression surface"与此词义接近，但第6版后取消。为避免与口内、与固定修复体的组织面的命名混淆，应称为**基托组织面**，但没有相应的英文对应名词。以"中文定义（1）"较好，但只要第一句"是义齿基托与口腔黏膜组织接触的面"就够了，后面是对义齿的要求不必写。

18.　咬合面

Occlusal surface

英文定义：　Denture occlusal surface：The portion of the surface of a denture that makes contact with its antagonist[GPT9-Pe31]。

中文定义：

（1）　是上下颌牙咬合接触的面。在咬合时，咀嚼肌所产生的咬合力量通过牙咬合面传递到基托面所接触的口腔支持组织上。咬合力应均匀分布在支持组织上，而使义齿有良好的固位。为了使全口义齿在口内稳定，要求基托组织面与支持面密合，上下颌牙之间要紧密接触，要有平衡𬌗，这都是为了使垂直方向的力量施加在义齿上，使义齿能够保持稳定[人卫7-P304]。

（2）　咬合面（occlusal surface）：是上下颌义齿人工牙咬合接触的面。咬合时，咀嚼肌产生的咬合压力通过人工牙的咬合面传递至与基托组织面接触的义齿支持组织。义齿人工牙的咬合接触应广泛而且平衡，以便于咬合压力在支持组织上均匀分布，以利于义齿的稳定[北医2-P259]。

分　析：　在 GPT 里，𬌗面 occlusal surface 与**义齿𬌗面** denture occlusal surface 是两个不同的词，各自有不同的定义，用于此处，应是后者。有上下文时，在总义齿章节中，中文应用前者并非不可，但引用的英文名词应是后者。以"中文定义（2）"较好。

19.　磨光面

Polishing surface

英文定义：　Cameo surface：The viewable portion of a removable denture prosthesis；the portion of the surface of a denture that extends in an occlusal direction from the border of the denture and includes the facial, lingual, and palatal surfaces; It is the part of the denture base that is usually polished, and includes the buccal and lingual surfaces of the teeth [GPT7-P92]; *syn.*, denture polished surface, polisher denture surface[GPT9-Pe18].

中文定义:

（1）　是指义齿与唇、颊和舌肌接触的部分。磨光面的外形是由不同的斜面构成的。磨光面的倾斜度、义齿周围边缘的宽度和人工牙的颊舌位置正常时,舌和颊才有帮助义齿稳定和抵抗脱位力的作用。义齿的磨光面与水平力量有关,是义齿保持稳定的表面,应使口腔内舌与口外的唇颊肌力量经常处于平衡状态。如果磨光面倾斜度不合适,则肌肉所施加的力量不但无助于固位和稳定,还会导致义齿脱位[人卫7-P304]。

（2）　磨光面(polishing surface):是义齿与唇、颊、舌侧软组织和肌肉接触的表面。磨光面应形成适当的凹斜面,以便通过唇颊舌肌的作用使义齿基托贴附于牙槽嵴上,增强义齿的固位。唇颊肌向内的作用力与舌肌向外的作用力应处于平衡状态,以便保持义齿的水平稳定[北医2-P259]。

分　析:　GPT 的 denture polished surface 从第 1 版用到了第 8 版,到第 9 版改成了 cameo surface,原词做同义词(第 7 版两者都有,第 8 版 cameo 后标 *obs.*)。该词的原意应该是"浮雕",可能第 9 版的编委们认为磨光面不仅仅是磨光的一个面,牙的颊舌面外形、龈缘外形、附着龈外形、根面位置的外形、腭皱的外形等,都是需雕塑出来的,仅仅用磨光一词太过于简化了。以"中文定义(2)"较好。

20.　**固位**

Retention

英文定义:　Denture retention/Retention of the denture:(a)The resistance in the movement of a denture away from its tissue foundation especially in a vertical direction.(b)A quality of a denture that hold it to the tissue foundation and/or abutment teeth[GPT9-Pe31].
The resistance of a denture to dislodgment[GPT4-P100, GPT9-Pe77].

中文定义:

（1）　是指义齿抵抗从口内垂直脱位的能力。如果全口义齿固位不好,患者在张口时即容易脱位[人卫7-P304]。

（2）　全口义齿的固位(retention):是指义齿抵抗垂直脱位的力,即抵抗重力、黏性食物和开闭口运动时使义齿脱落的作用力——脱位力(dislodging force)而不脱位[北医2-P260]。

分　析:　总义齿需要固位,固定义齿、可摘局部义齿等也都需要固位。在命名上 GPT 的做法值得借鉴,笼统的固位用 retention;可摘局部义齿的固位用 direct retention

和 indirect retention；总义齿的固位用 denture retention/retention of the denture，并各自定义。

定义中不宜有脱位就是固位不好的内容，无牙下颌四类即是没有固位的。

可将"中文定义（1）"略修改为：

总义齿的固位：是指总义齿在口内抵抗垂直向脱位的能力。

21. 稳定

Stability

英文定义： Denture stability：（a）The resistance of a denture to movement on its tissue foundation, especially to lateral（horizontal）forces as opposed to vertical displacement（termed denture retention）.（b）A quality of a denture that permits it to maintain a state of equilibrium in relation to its tissue foundation and/or abutment teeth[GPT9-Pe31]。

中文定义：

（1）　是指义齿对抗水平和转动的力量，防止义齿侧向和前后向脱位。如果义齿不稳定，在说话和吃饭时则会侧向移位或翘动，不仅造成义齿脱位，对牙槽嵴将产生创伤性力量[人卫7-P304]。

（2）　全口义齿的稳定（stability）：是指义齿抵抗水平向和转动作用力，避免翘动、旋转和水平移动，从而使义齿在功能性和非功能性运动中保持其与无牙颌支持组织之间的位置关系稳固不变[北医2-P260]。

分　　析： 稳定是一个较难定义的名词。

固定修复体、可摘局部义齿、总义齿都需要稳定，造成不稳定的原因各有不同。固定修复体，是没就位到底的原因？还是间隙较大的原因？可摘局部义齿，是基托处不贴的原因？是固位体该起稳定作用的部位不贴合？是力矩过大？还是基牙选择不良？总义齿，是骨吸收过多？印模没取好？下沉不均匀？还是排牙离开牙槽嵴太远？是牙斜面过陡，侧向力过大？还是平衡𬌗没调好？

GPT 对该词也是着笔墨较多的，stability 有三个定义，denture stability 有两个定义。

对于总义齿来说，基托组织面与承托区良好的吻合是前提，否则就没有稳定可言，咀嚼态与非咀嚼态都能稳定在位即为稳定。稳定与固位有时难以完全区分，剩余牙槽嵴较好时，固位力大，抵抗侧向力的能力也强，离开固位单独谈稳定，非咀嚼态还可以，咀嚼态时就难以分开了，此时对稳定的要求不突出。而当剩余牙槽嵴较差时，尤其下颌四类无固位力时，义齿能否行使功能又完全取决于稳定了，此时既无抵抗𬌗向脱位的能力，也不可能有"对抗水平和转动的力量，防止义齿侧向和前后向脱位"的能力，义齿能否稳定在位行使功能，完全取决于𬌗面与磨光面的设计了，此时还定义是对力的抵抗能力就没有意义了。所以，需修改定义为：

总义齿的稳定：是总义齿在咀嚼态与非咀嚼态时稳定在位的状态。状态好，则稳定；状态不好，则不稳定。

22. 二次印模法

Combined impression

英文定义： GPT无。

中文定义：

（1） 又称**联合印模法**（combined impression），由初印模、初模型和终印模、终模型组成。先用藻酸盐印模材料制取初印模，用石膏灌注形成初印模，在其上制作适合具体患者的个别托盘（custom impression tray），进行托盘边缘整塑，然后再用终印模材料（流动性好的印模材料，如氧化锌丁香油糊剂、硅橡胶等）取得精确度高的终印模，用超硬石膏人造石灌注形成终模型。此方法虽然操作复杂，但容易掌握，所取的印模与模型比较准确，在临床上应用普遍[人卫7-P312]。

（2） 二次印模法是先采用成品托盘加印模膏（compound）或藻酸盐（alginate）制取初印模（primary impression），然后灌注石膏模型，在模型上制作个别托盘（custom/individual impression tray），即与特定患者个体的无牙颌形态相适应的印模托盘，最后用个别托盘加终印模材取得终印模（final impression）。此方法虽相对复杂，但印模准确性好，是临床上普遍采用的方法[北医2-P267]。

分 析： 在"一、通用部分"里，初印模和初模型，及终印模和终模型等词汇的定义里实际已包含了以上内容。

23. 解剖式印模

Anatomic impression

英文定义： GPT无。

中文定义： 又称**静态印模**（static impression），是在黏膜没有功能变形的状态下取得的印模。取印模时，采用流动性好的印模材料和有孔托盘，对黏膜无压力或只有微小压力[北医2-P267]。

24. 功能性印模

Functional impression

英文定义： GPT无。

中文定义： 又称**压力印模**（pressure impression），是在软组织受到功能性压力变形状态下的印模，对印模范围内的不同区域采取不同的压力，适当减小缓冲区的压力，故又称作**选择性压力印模**(selective pressure impression)[北医 2–P267]。

分　析：　以上几个名词的匹配性不好，静态应相对于动态，解剖式应相对于非解剖式。解剖
式印模，限定性不好，固定的、可摘的，什么印模取的不是解剖外形呢？不可以称
解剖式印模呢？

压力印模，对无牙颌而言，取印模时只可减压不可加压，不存在需要取"软组织受
到功能性压力变形状态下的印模"的可能，否则非咀嚼态时义齿会是不稳定的。所
谓"选择性压力印模"，只在游离端可摘局部义齿取颊棚区的"altered cast partial
denture impression"才是符合此概念的压力印模。

25. 𬌗托

Occlusal base

英文定义：　GPT 无。

中文定义：

（1）　是由基托和𬌗堤两部分组成的。上、下𬌗托和𬌗堤用于上下颌的垂直和水平关系
的记录与转移，上𬌗托和𬌗堤还用于记录和转移上颌与颞下颌关节的位置关系，同
时𬌗堤也用于指导人工前牙和后牙的选择与排列。𬌗托应与无牙颌紧密贴合，有
一定的固位力，并且在颌位关系记录时不产生形变[人卫 7–P319、P320]。

（2）　𬌗托：由基托和蜡𬌗堤(occlusion rim)两部分组成，利用蜡𬌗堤恢复垂直距离，
借助上下𬌗堤平面的定位锁结来记录正中关系。𬌗托不仅要记录垂直距离和正中
关系，还要利用𬌗堤确定全口义齿人工牙的排列位置和选择人工牙的参考标志，包
括义齿𬌗平面，前部丰满度，以及𬌗堤唇面的一些标志线[北医 2–P274]。

分　析：　𬌗托一词，按中文定义是基托的托与𬌗堤的𬌗两个字构成的组合词。1956 年
欧阳官教授编著的《全口义齿学》中还无此名词，用的是"义齿基板及𬌗堤"(第
33 ~ 第 38 页)。但这两个中文定义都定义的不是𬌗托而是𬌗托的构成。人卫
版《口腔修复学》第 7 版里无对应的英文名词，但𬌗托一词自 1979 年人卫版《口
腔矫形学》第 1 版(第 365 ~ 第 366 页)用到了现在，一个使用了如此之久的名
词，最初是译自何处呢？北医版《口腔修复学》第 2 版的第 407 页中，术语里对应
的英文名词是 occlusal base，但从 GPT1 到 GPT9 里，都找不到 occlusal base
一词。

在 GPT 第 1 ~ 第 9 版里，却一直有另外两个词，即 baseplate 和 record base，后
者是前者的同义词。

GPT1 对其的定义是：A temporary form to represent the base of a denture
which is used for making maxillomandibular(jaw)relation records and for
the arrangement of teeth[GPT1–P9]。

译文：一种代表义齿基托的暂时结构，用来制取上下颌关系与排牙。

对该词，GPT9 的定义是：

A rigid, relatively thin layer of wax, shellac, or thermoplastic polymer adapted over edentulous surfaces of a definitive cast to form a base which, together with an attached occlusion rim made of wax or similar material, serves as the record base; *syn.*, record base[GPT9-Pe14]．

译文：配适于工作模型无牙颌表面的一种坚硬的、相对薄层的蜡、虫胶、或热塑聚合物所形成的基托，与附于其上的蜡或相似材料的𬌗堤，可当记录基托用。

不难看出，第 9 版 GPT 的定义与中文定义近似，而 1956 年出版的第 1 版 GPT 的定义才是该定义的出处，所以𬌗托一词，对应的英文名词应该是 baseplate/record base，而不是 occlusal base。

修改定义： 　用来记录颌位并可用于上𬌗架排牙的用具。𬌗托一般由暂基托和其上的𬌗堤构成。

26.　基托

Base/Denture base/Definitive denture base

英文定义：

（A）　Base *n.*(19c): The portion of a denture that supports the artificial dentition and replaces the deficient alveolar anatomy and gingival tissues[GPT9-Pe14].

（B）　Denture base: The part of a denture that rests on the foundation tissues and to which teeth are attached[GPT9-Pe30].

（C）　Definitive denture base: Refers to the polymerized removable base that will be incorporated into the definitive prosthesis;(removable complete denture, removable partial denture, obturator); it covers the mucosa of the maxillae and/or mandible; it can be used to record jaw relations and allow try-in of artificial teeth, which will be attached by means of a second processing; *syn.*, comliete denture base, processed denture base [GPT9-Pe29].

中文定义：

（1）　基托(base plate)又称**基板**，位于缺隙部分的基托又称为**鞍基**(saddle)，是可摘局部义齿的主要组成部分之一。……其主要作用是供人工牙排列附着、传导和分散咬合力到其下的支持组织，并能把义齿各部分连成一个整体[人卫 7-P219]。

（2）　基托分为**暂基托**(temporal denture base, trail denture base or record base)和**恒基托**两种。暂基托只用于制作𬌗托，排列人工牙和形成义齿基托蜡型，最终由热凝树脂的义齿基托所替换。……恒基托是由热凝树脂提前制作好的义齿基托，先用于制作𬌗托，然后在其上排列人工牙，是最终完成的义齿的一部分，不被替换

[北医 2–P274]。

分　析：GPT9 的"英文定义（A）~（C）"，既可用于总义齿、也可用于可摘局部义齿，但如 denture 是 complete denture 的简称时，则定义的是总义齿的基托，用于总义齿时，英文定义（B），较简明。

人卫版《口腔修复学》第 7 版在总义齿章节中未给基托下定义，在可摘局部义齿章节中的"中文定义（1）"定义的是可摘局部义齿构造中的基托。北医版《口腔修复学》第 2 版中虽有暂基托与恒基托两个名词与定义，但从逻辑上，应先定义基托再定义其暂、恒之分，而且，恒基托严格说来并不是最后完成的总义齿的基托的全部。

从重要性上，总义齿构成只有两部分：基托与人工牙。基托没有定义，总是一个缺憾。

建议将"中文定义（1）"的名词改为：**可摘局部义齿的基托**。以 GPT 的"英文定义（B）"的内容为主，定义**总义齿的基托**。

基　托：可摘义齿的构成之一，与黏膜接触并供人工牙排列附着。

总义齿的基托：总义齿与承托区接触、替代缺损组织并承载人工牙列的部分。

27. 𬌗堤

Occlusal rim

英文定义：Occlusion rim/Record rim/Occlusal rim：Occluding surfaces fabricated on interim or final denture bases for the purpose of making maxillomandibular relation records and arranging teeth[GPT9-Pe63]。

中文定义：无。

分　析：第 1 版 GPT1 里，occlusal rim 被称为 occlusion rim，record rim。几十年来，定义内容从第 1 到第 9 版基本没变。𬌗堤一词，在《牙医学词汇》的第 66 页中，rim 是 rims，被译为开𬌗分。但在人卫版《口腔矫形学》的第 366 页中，即称𬌗堤了，而且有定义："为颌位记录建立咬合用的蜡堤，称为𬌗堤。"但改名为《口腔修复学》后，从第 2 ~ 第 7 版中都只有𬌗堤的制作而没有定义了。

𬌗托由暂基托和𬌗堤构成，前两者都有定义，𬌗堤也应有。可将 GPT 的定义与《口腔矫形学》的定义合起来。

修改定义：在暂基托上为记录颌位与排牙所作的蜡堤。

28. 人工牙

Artificial teeth

英文定义：Teeth fabricated for use as a substitute for the nature teeth[GPT1-P31]。

中文定义： 是义齿结构上用以代替缺失的天然牙，以恢复牙冠形态和咀嚼功能的部分［人卫7-P220］。

分　　析： 第 1 版 GPT 的定义用到第 3 版后，便不再收录该词，但在 tooth 一词下，又附有 7 个不同的人工牙的名称，而且，每一词的定义都是 artificial teeth 的一种，既然如此，保留人工牙的定义，再定义各种不同的人工牙才是较合理的。

29.　牙形

Tooth form

英文定义： The characteristics of the curves, lines, angles, and contours of various teeth that permit their identification and differentiation［GPT9-Pe87］.

中文定义： 无明确定义。

分　　析： 第 9 版 GPT 的定义没强调是前牙还是后牙，第 1 版 GPT 的第 32 页中则分了前牙牙形与后牙牙形两个词并分别定义。牙形，中文无定义的原因不难理解，望词生义即为人工牙的形状或形态。在人卫版《口腔修复学》第 2 版的第 278 页中称"牙状"，指的是前牙，前牙又主要说的是唇面的外形。后牙虽然也需要设计成一定的外形，但人们关心的主要是后牙的大小与殆面的形态，而殆面的形态又归入了殆型一词的定义范畴。所以，临床上选牙时，牙形一词狭义的含义即为前牙的牙形。

牙形：人工前牙唇面外形的设计特点。

30.　殆型

Occlusal scheme/Occlusal pattern

英文定义： Occlusal form: The form of the occlusal surface of a tooth or a row of teeth［GPT1-P22］.
Occlusal pattern: The form or design of the masticatory surfaces of a tooth or teeth based on natural, modified anatomic or nonanatomic teeth［GPT9-Pe63］.

中文定义： 是指牙齿的殆面形态特点，以及由此确定的上下颌牙相对的咬合和滑动接触关系［北医 2-P286］。

分　　析： 人工牙的后牙，除了颜色、材料、大小（近远中径、颊舌径、殆龈径）外，主要的就是殆面外形的设计了。GPT 从第 1 版就有殆形与殆型两个词并分别定义，英文是两个词。中文虽也是两个字但不同字同音，故很容易混淆。从定义看，GPT 对殆形的定义泛泛一些，对殆型的定义具体一些，从命名的目的是区分不同的后牙殆面形态设计的思路上，显然殆型比殆形更达意，将定义略做修改。

修改定义： 人工后牙殆面形态的设计特点。

31. 解剖式牙

Anatomical teeth

英文定义： Anatomic teeth：（a）Artificial teeth that duplicate the anatomic forms of natural teeth.（b）Teeth that have prominent cusps on the masticating surfaces and that are designed to articulate with the teeth of the opposing natural or prosthetic dentition.（c）Anatomic teeth with cuspal inclinations greater than 0 degrees that tend to replica natural tooth anatomy；*editorial note for usage*：cusped teeth（30 to 45 degrees）are considered anatomic teeth. Modified occlusal forms are those with a 20-degree or less cuspal inclination；*comp.*, semi-anatomical artificial teeth（Boucher CO. Occlusion in prosthodontics. J PROSTHET DENT, 1953, 3：633-656）[GPT9-Pe9].

中文定义：

（1）　𬌗面形态与正常牙相似，牙尖斜度约30°。有人工牙模拟老年人的𬌗面磨耗，牙尖斜度略低，约20°。解剖式牙的特点是在正中𬌗有尖窝交错的广泛接触关系，在非正中𬌗可以实现平衡咬合[人卫7-P329]。

（2）　解剖式牙（anatomical teeth）人工牙𬌗面形态与天然牙相似，有牙尖和窝沟，在正中𬌗上、下牙可形成有尖窝交错的广泛接触关系，在非正中𬌗可以实现平衡咬合。与刚萌出的天然牙相似的解剖式牙的牙尖斜度为33°和30°。也有的人工牙模拟老年人的𬌗面磨耗，牙尖斜度略低，约为20°，又称为半解剖式牙（semi-anatomic teeth）牙尖斜度大的解剖式牙咀嚼效率高，但咬合时通过牙尖作用于义齿的侧向力也大，对于牙槽嵴低平或呈刃状者，不利于义齿稳定和支持组织健康[北医2-P281]。

分　析： 解剖式牙或**解剖𬌗型的人工后牙**是20世纪初才有的、人类第一个真正称得上有目的设计的𬌗型，简称为**解剖𬌗型**。第9版GPT的"英文定义（a）"是第1版GPT里的定义1（第31页），简明好记，就是"复制天然牙解剖形态的人工（后）牙"，但天然牙有不同年龄的不同磨耗程度，于是就有了不同牙尖斜度的设计，几十年无歧义，但从1994年出版的第6版起，引用了Boucher CO所著文中（J Prosthet Dent, 1953, 3：633-56）的定义，把牙尖斜度为30°～45°的命名为解剖式牙，而把20°或少于20°的称为"modified occlusal forms"，在此处，modified occlusal forms不宜译为改良𬌗型，因为仍是解剖𬌗型，只是牙尖斜度小了些，modify也是多义词，Modified在此确切的含义是"减小或降低的"之意。

32. 非解剖式牙

Nonanatomical teeth

英文定义：

（A）　Nonanatomic teeth：（a）Teeth whose occlusal surfaces are not based on anatomic forms.

（b）Artificial teeth so designed that the characteristics of natural occlusal surfaces are not copied from natural forms, but rather are given forms, which in the opinion of the designer seem more nearly to fulfill the requirements of mastication, tolerance, etc [GPT1-P31].

（B）　Nonanatomic teeth: Artificial teeth with occlusal surfaces that are not anatomically formed; the term nonanatomic as applied to artificial posterior teeth, and especially their occlusal forms, means that such teeth are designed in accordance with mechanical principles rather than from the viewpoint of anatomic replication; I. R. Hardy, DDS, first introduced nonanatomic teeth with flat occlusal surfaces set to a flat occlusal plane [GPT9-Pe61].

中文定义：

（1）　𬌗面形态与天然牙有别，自 20 世纪初以来，出现了多种非解剖式牙。比较经典的为：无尖牙（0°牙），无尖牙无高出𬌗面的牙尖，𬌗面仅有窝沟、排溢沟等，上下后牙𬌗面间是平面接触[人卫 7-P329]。

（2）　非解剖式牙（non anatomical teeth）：人工牙𬌗面形态与天然牙不同，无尖牙（cusp less teeth）𬌗面仅有窝沟而无牙尖，上下后牙为平面接触。线性𬌗的上颌人工后牙为平面牙，下颌牙𬌗面呈嵴状。非解剖式牙的侧向力小，有利于义齿的稳定和支持组织的健康，而且正中𬌗咬合时有较大的自由度，适用于上下颌骨关系异常，牙槽嵴条件较差者[北医 2-P281、P282]。

分　析：　第 9 版 GPT 的引用容易造成误解，会让不知情的读者以为非解剖式牙即**非解剖𬌗型的人造后牙**是自 Hardy 医生始（1942），或者无尖牙（平面𬌗型）即为非解剖𬌗型，该写法始自 1994 年出版的第 6 版（第 87 页）。但无尖牙只是非解剖式牙其中的一种而已，还不是最早的。中文定义这样强调有可能是来自 GPT 的引用。

GPT 原有的对人造后牙的名词分类是解剖式牙、**半解剖式牙**（semi-anatomical teeth）和非解剖式牙三种，对半解剖式牙的定义[GPT9-Pe79]是："Modified denture tooth occlusal forms with a 20-degree or less cuspal incline." 这又产生了定义相同但与 Boucher 命名的名词不一样的问题，还出现在同一版中。

GPT 无论第 1 版还是以后各版对非解剖式牙的定义，主要内容都是一句话，即人造后牙的𬌗面形态不是天然牙的解剖外形。至于是什么外形，设计根据是什么？可在相应𬌗型的人造后牙的名词下再解释，命名应符合𬌗型发展的历史逻辑：解剖式牙（解剖𬌗型的人造后牙）是一类，是人造后牙的基础，分为各种不同牙尖斜度的，半解剖式牙也应归于这一类；非解剖式牙（非解剖𬌗型的人造后牙）是第二类，分为各种不同设计的，各有各自的命名。

非解剖𬌗型的人造后牙又被称为**改良𬌗型的人造后牙**，常被简称为**改良𬌗型**，该词有可能转译自 1953 年 Boucher 的 "modified occlusal forms"，但 1935 年 French F.A. 设计的倒尖牙就用了 "modified posterior teeth" 一词。该名词中，不仅包含了改什么？为什么要改的提示用字，也完全不是仅减小了或降低了牙尖斜度，而是完全不同于解剖𬌗型的设计思路。1909 年是人造后牙的一个分水岭，这之前总义齿用的都是杂乱无章、不分左右、不分前后的人造后牙，在这一年，解剖𬌗型的人造后牙问世，按照天然牙的𬌗面形态来设计的，即对真牙的仿制，也是牙体解剖学成熟后的应用。但天然牙解剖形态的𬌗面的下方是牙槽骨内的有牙周膜的牙根，而人造后牙组成的义齿𬌗面的下方是剩余牙槽嵴上的黏骨膜，两者下方的结构与边界条件完全不一样，但上面的设计却完全一样，这种设计就违反了相似理论的原理。所以仅仅十几年后，前辈们就开始了对解剖𬌗型的批评并开始了改良，如 1922 年美国的 Sears 医生就设计出了第一个改良𬌗型——槽状牙，1929 年 Hall 设计了倒尖牙，1935 年 French 的改良后牙，1941 年 Payne 的舌侧集中𬌗，1942、1946 年 Hardy 的平面牙、金属刃状牙，1961 年 Sosin 的十字刃状牙，1966 年 Frush 的线性𬌗等。到 20 世纪下叶，共出现过几十种不同设计的改良𬌗型的人造后牙与大量研究。但由于所有的学校都是从牙体解剖学开始教，雕刻蜡型、牙体缺损修复、牙列缺损修复、牙列缺失修复都是用的解剖𬌗型，大大影响了改良𬌗型概念的推广与应用。

𬌗型改良与改良𬌗型，这不同的词序意义是不同的：𬌗型改良即指对解剖𬌗型的改良；而改良𬌗型则是指改良𬌗型的人造后牙。先有了对解剖𬌗型进行改良的意识或意愿，才会产生设计与制作，也才有可能生产出改良𬌗型的人造后牙。1921 年，Gabell 医生就认为𬌗面外形的设计，应让𬌗力不至于使义齿倾斜或在牙床上滑动。Sears 则具体说明了功能𬌗面应无牙尖或斜面，在下颌前伸或侧方运动时不能妨碍对𬌗牙的水平滑动。很显然这是对总义齿应用解剖𬌗型的否定，因为解剖𬌗型是由牙尖与沟窝组成的，从尖顶到沟窝的底之间都是斜面。后来研究的人多了，无论应用的什么设计原理、做成了什么外形，对不同的改良𬌗型形成的共识是咬合时产生的侧向力小、好排牙好调𬌗、𬌗面形态对水平颌位的误差有一定的宽容度。这样一来，对剩余牙槽嵴吸收较重的、颌弓关系不良的、颌位关系不稳定或不好确定的患者，应用改良𬌗型就能产生较好的临床效果。

修改定义： 改良𬌗型：人造后牙的一类，𬌗面形态是依照各种不同的机械原理而不是天然牙的解剖外形所设计成的。

33. 槽状牙

Channel teeth

英文定义： GPT 无。

中文定义： 无。

分　析： 槽状牙是 Sears V.H. 在 1922 年所设计的人类第一个改良𬌗型的人造后牙，其特点是上颌后牙为槽状，𬌗面的外形由颊舌两斜面与底部的窄平槽构成，下颌后牙的颊舌径窄小,𬌗面由反向的两个较小斜面构成,中央为一平面嵴,4—7 前后相连。[Sears V.H. Channel type posterior tooth form. J.A.D.A.1928, 15(6):1111]。笔者曾于 20 世纪 90 年代访问美国与欧洲几个国家,均未见槽状牙的应用。我国自 1995 年开始引进应用线性𬌗做总义齿,到了 2005 年左右,第一批患者开始做第二副牙,到 2015 年以后仍健在的患者有的开始做第三副牙。观察旧义齿,发现上颌后牙毫无例外地都磨耗并产生了槽,与 Sears 文章图中的槽状牙相像,只是浅一些,下颌的线性颊尖磨耗成了平面嵴。这是由线性𬌗自然应用磨耗而产生的𬌗型,竟与近百年前 Sears 的设计如此相像,无疑证明 Sears 的设计是对的!而且说明了槽状牙与线性𬌗两者的道理是相通的,即下颌后牙的嵴咬在上颌后牙的槽内,𬌗力垂直于剩余牙槽嵴,下颌前伸时,下颌牙能无阻碍地前后滑动。这些当年 Sears 的设计思想,在另一个𬌗型上也得到了证实。

34. 舌侧集中𬌗、舌向集中𬌗

Lingualized occlusion

英文定义: This concept was first described by S. Howard Payne, prosthodontist, U.S.A., 1941; this form of denture occlusion articulates the maxillary lingual cusps with the mandibular occlusal surfaces in centric occlusion, working and nonworking mandibular position[GPT9-Pe54].

中文定义: 舌向集中𬌗:特点是上颌后牙舌尖大,而颊尖小。下颌后牙的中央窝宽阔,使上颌舌尖与下颌牙的𬌗面接触滑动自如,易于实现平衡𬌗。是一种保持了非解剖牙的自由运动的同时,又保持了解剖牙美观及食物穿透力强等特点的牙[人卫 7-P329、P330]。

分 析: 在具体到某种改良𬌗型的称谓时,可用"××牙",也可用"××𬌗",都为"××𬌗型的人造后牙"的省略用词,前者如槽状牙,后者如舌侧集中𬌗,中英文皆如此。

人们一般认为,舌侧集中𬌗是 Payne 医生在 1941 年提出的概念,1970 年由 Pound 医生命名的;是应用最多的改良𬌗型,也是唯一的可用解剖𬌗型排出的改良𬌗型。Pound 通过大量去除下颌颊尖以消除其与上颌颊尖的接触,该做法至今仍在应用,上颌用解剖式牙,将下颌牙改形,在正中𬌗只让上颌后牙的舌尖与下颌后牙的中央窝相对𬌗,而上颌颊尖在正中𬌗与非正中𬌗均无接触。与比其产生更早的槽状牙、平面𬌗等相比,舌侧集中𬌗既基本保持了解剖𬌗型的自然外观,患者易于接受,又在一定程度上消除了侧向力。在颌弓关系轻中度不良时,排解剖𬌗型已有一定困难时应用较多。还有人研究改变窝的宽窄、深浅,上颌舌尖的外形、甚至加装了金属刃。所以,该𬌗型既可用解剖𬌗型的后牙排成,当然需要上颌牙有一定的倾斜,或对下颌后牙进行一定的调改;也有成品牙可直接应用。而且,从此概念出发，又派生出了杵臼骀、长正中骀型等。

修改定义： 改良骀型的一种，在正中骀、非正中骀的无论工作侧与非工作侧，只有上颌牙的舌尖与下颌后牙接触。

35. 杵臼骀

Condyloform teeth

英文定义： GPT 无。

中文定义： 无。

分　析： 1954 年，瑞士苏黎世大学的 A. Gerber 教授提出了一种"多局部自治性咬合稳定性（multilocal autonomous chewing stability）"理论，并设计了命名为"condyloform teeth"的改良骀型的人造后牙。由于设计时应用的是杵臼原理（the mortar-and-pestle principle），因而也被称为杵臼骀。其特点是上颌后牙的舌尖（第二前磨牙、第一磨牙的近中舌尖、第二磨牙的近中舌尖）像小髁突，而对骀下牙相对应的窝（第二前磨牙远中、第一磨牙中央、第二磨牙中央窝）像关节窝。下颌牙的颊尖的颊舌斜面被做成磨耗后的斜面。由于尖窝关系已预设好，因而好排牙而几乎无需调骀。

从杵臼骀的排牙方法上看，正常颌弓关系与轻度反骀时，上、下颌之间也可排成舌侧集中骀，但设计者将下颌第一前磨牙的尖对位于上颌第一前磨牙的近中窝处，是其与舌侧集中骀的不同之处。

36. 长正中骀

Long-centric teeth

英文定义： GPT 无。

中文定义： 无。

分　析： 该骀型设计的理论依据是正中骀位建骀理论中存在的问题，经典理论要求"在正中关系位或在其前方的 0.5 ~ 1mm 处建立正中骀。"但有不少患者的长正中量超出 1mm，还有不少患者因长期牙列缺损、偏斜咀嚼、长期不修复、长期戴用不合适义齿等原因，而使无牙颌修复时的颌位确定充满了不确定性。对同时有重度剩余牙槽嵴骨吸收的患者来说，让患者能在不产生义齿移位的前提下，可从医生确定的颌位自由找到自己的正中骀位或习惯性肌位，而不需复杂性调骀，舌侧集中骀的宽容度就远远不够了。为此，设计中既沿用了舌侧集中骀与杵臼骀加高上颌牙舌尖（磨牙只加高近中舌尖）的做法，也产生了该设计的主要特征：将下颌第一前磨牙的远中边缘嵴与第二前磨牙的近远中边缘嵴及第一磨牙的近中边缘嵴取消，形成一个贯通的中央窝，沿途的多个三角嵴在接近窝底时过渡成窝的凹斜壁，下 7 从近中窝到远中窝也同样设计来容纳上颌第二磨牙的近中舌尖徐军等. 总义齿与可摘局部义齿的设计. 北京: 中国大百科全书出版社, 87-90)。

37. 反转杵臼𬌗

Reversible pestle-mortar teeth

英文定义: GPT 无。

中文定义: 无。

分 析: 无论医生还是患者, 人们对有尖牙是偏爱的, 但当颌弓关系不良时, 轻度、中度的反𬌗如果说用解剖𬌗、舌侧集中𬌗等还可以解决, 那么, 当重度反𬌗时, 这些𬌗型就无能为力了, 而线性𬌗解决反𬌗易如反掌。虽然总义齿自解剖𬌗型以来已有一百多年的历史, 但所有有尖牙类的人造后牙, 竟然没有一个可以方便排反𬌗的𬌗型。

如果仅从人造后牙的排牙来说, 人造后牙全部的设计要求不外乎以下几方面:

(1) 外形美观, 易于被患者与医生接受。

(2) 可用于正常颌弓关系。

(3) 可以方便地排反𬌗总义齿。

(4) 一副后牙既可在一侧排反𬌗, 又能在另一侧排正常𬌗。

(5) 既可排正常𬌗上颌单总, 又可方便排反𬌗的上颌单总。

(6) 可用于下颌单颌总义齿。

解剖𬌗型较能满足(1)、(2), 部分满足(6); 有尖牙类的改良𬌗型能满足(1)、(2), 部分满足(5)、(6); 线性𬌗只能满足(2)、(3)。难点在同时满足(3)~(5)。

解剖𬌗型排反𬌗时的"交叉换位法"当遇到第 4 种情况时则必须用两副牙, 杵臼𬌗排反𬌗的"水平移位法"本身就有缺陷, 更不应移用于解剖𬌗排反𬌗, 杵臼𬌗上颌后牙相对于下颌臼的杵原本设计的是舌尖而不是颊尖, 解剖𬌗型上颌后牙的颊尖原本也不是为与下颌窝对𬌗而设计的。

反转杵臼𬌗用的是"转位法", 其特定设计原理为(排)反𬌗, (仅上颌后牙原地)转位即可。反转两字即来自于此。

要让上颌后牙可原地转位, 除应用杵臼原理(上杵下臼, 杵小臼大, 杵臼对位)外, 还需解决转位后的排列问题, 原杵臼𬌗不能 180° 旋转, 是从平行四边形原理与对称概念里得到的启发, 将上颌的第二前磨牙与第二磨牙设计成矩形, 将上颌的第一磨牙设计成平行四边形, 将上颌第一磨牙的近中舌尖与远中舌尖设计成在近远中向上对称、大小相等, 将上颌第二前磨牙、第一磨牙、第二磨牙共 4 个舌尖, 在颊舌向上也设计成对称的, 把下颌第二前磨牙、第一磨牙、第二磨牙上与上颌第二磨牙个舌尖相对应的臼窝设计成颊舌向、近远中向对称, 窝两侧的颊舌尖的𬌗1/3, 也设计成颊舌向对称。上颌第二前磨牙至第二磨牙的颊尖比舌尖低 0.5mm, 以方便转位。

这样, 当遇到重度反𬌗时(约 10 ~ 12mm), 先按下颌剩余牙槽嵴排好下牙, 仅需将上颌的第二前磨牙、第一磨牙、第二磨牙原地转位 180° 即可,双侧反殆转双侧上牙,单侧反殆转单侧上后牙,因是原尖对原窝,看下窝的殆接触,与正常殆的正中殆一样,侧方殆也一样,调殆也容易[人卫总义齿学续 –P57–P76]。

38. 平面殆

Monoplane occlusion

英文定义： An occlusal arrangement wherein the posterior teeth have masticatory surfaces that lack any cuspal height[GPT9-Pe58].

中文定义： 平面殆为无尖牙,由于上下人工牙为平面接触,义齿殆平面也为平面式,无殆曲线[北医 2–P286]。

分　析： 平面殆或**平面牙**无论英文、中文都曾有过许多名字,如 zero degree, cuspless, platform, noncusped, monoplane, nonanatomic, flat, **0° 牙**,**无尖牙**等。但历史上的平面殆的排牙方法却不止一个,整个殆平面为一个平面的只是其中一种的排法,称**单一平面殆**；另外两种是前牙排出浅覆殆,或者用两侧的第二磨牙做平衡斜面,或者在下颌第二磨牙远中基托上做出两个平衡斜面。所以 GPT 的定义中实际是这种含义,即用无尖牙排成的殆平面而并不单指是用的哪种排法,其共同的特征只是用了殆面无尖的人造后牙。

39. 线性殆

Linear occlusion

英文定义： *obs.*: The occlusal arrangement of artificial teeth, as viewed in the horizontal plane, where in the masticatory surfaces of the mandibular posterior artificial teeth have a straight, long, narrow occlusal form resembling that of a line, usually articulating with opposing monoplane teeth(Frush JP. Linear occlusion. Ⅲ Dent J, 1966, 35: 788-994)[GPT9-Pe53]

中文定义： 该设计源于 Goddard,后由 Frush 于 1966 年改进完成。其特点是上颌后牙单颌为平面牙,下颌为颊尖刃状牙,减小了侧向力[人卫 7–P330]。

分　析： 第 9 版 GPT 定义后加了 *obs.*,第 8 版上还没有加。这起码说明第 9 版的编委中没人用过该殆型来修复不能做种植术的、有极重度骨吸收的无牙颌患者。
在改良殆型的历史上,线性殆是唯一真正能在咬合时只产生垂直向力的殆型。从几何概念上区分,所有的有尖牙,无论是解剖殆型还是改良殆型,无论牙尖的高度是高还是低,无论牙尖斜度是区区 5° 还是 45°,都是**三维殆型**；可排成单一平面殆型的、无论是平面牙还是有沟窝但无牙尖的**倒尖牙**,以及线性殆的改良型**线性平面殆**,都属**二维殆型**；只有线性殆自属一类,是唯一的**一维殆型**。当三维殆型的牙受力时,无论大小,只要咬合时接触在斜面上,都要产生侧向力；二维殆型在正中殆时可能会不产生侧向力,但侧方𬌗时,二维𬌗型不能再保证两个面垂直均匀接触时,也或多或少会有侧向力产生;唯有线性𬌗,无论正中𬌗时,还是前伸𬌗时,还是侧方𬌗时,只产生垂直向力。当患者有极重度骨吸收、全牙槽嵴都已有被覆黏膜转化而不能手术时,是唯一能保持义齿稳定的𬌗型,当患者有极重度颌弓关系不良时,是唯一可用的排反𬌗的𬌗型,当患者因全身性系统性疾病而颌位稳定性极差甚至不能确定颌位时,是唯一可用的𬌗型。对条件好的患者,也并非不可用,咀嚼效率用咀嚼次数做测试会稍低,因该𬌗型是所有人造后牙𬌗接触面积最小的,但靠增加咀嚼次数用时间段来统计并无明显差异[人卫总义齿与可摘局部义齿的设计 –P75–P82,人卫总义齿学续 –P99]。

40. 选牙

Tooth selection

英文定义： The selection of a tooth or teeth of a shape, size, and color to harmonize with the individual characteristics of a patient[GPT9-Pe87].

中文定义：

（1） 选牙是为无牙患者选择较合适的人工牙,主要选择颜色、形状和大小[人卫2–P278]。

（2） 选牙要考虑质地、形态、色泽、大小及价格等各方面因素,一般要在临床完成,需征得患者同意[人卫7–P328]。

分　析： GPT 的定义是一个泛泛的概念,包括局部义齿与总义齿的选牙,为这两种义齿做选择时,虽然都有颜色、形态与大小的要求,但可摘局部义齿一般无后牙𬌗型的选择问题,除了对颌为单颌总义齿而自身又是后牙全部缺失的 Kennedy I 类外。

总义齿的选牙,应是由医生来做的事情,先测量𬌗堤的长度、高度与宽度,便可知牙列的总长与大小;再根据脸型与肤色决定前牙的牙形与颜色;然后再根据骨吸收的情况、颌弓关系的情况、颌位稳定与否的情况等,选择相应的后牙𬌗型,才是一个完整的正常的选牙过程(当然先选后牙后选前牙也是可以的)。而不是确定颌位后把模型与颌位记录转给技工室就不管了,起码要确定牙形、颜色与𬌗型,标在设计单上,这等于是把牙的大小交给技师定。

41. 排牙

Tooth arrangement/Tooth placement

英文定义：

（A） The placement of teeth on a denture with definite objectives in mind[GPT9-Pe87].

（B） The placement of teeth on trial bases[GPT9-Pe87].

中文定义：

（1）　排列人工牙（setting up denture teeth）是全口义齿恢复功能和美容的重要部分。对于全口义齿的制作来说，排牙要达到的基本目的是：恢复患者有个体特征的尽可能自然的外观，保存剩余组织结构，达到咀嚼和发音的功能要求［人卫7-P328］。

（2）　可摘局部义齿的排牙的特点是口腔内有余留牙存在，一方面给排牙提供了一定的依据，另一方面由于邻牙、对𬌗牙的存在，限制、妨碍了人工牙的排列，因此需根据前、后牙缺失的部位及余留邻牙、对𬌗牙的关系进行排牙［人卫7-P258］。

分　　析：　GPT 是两个定义，中文定义虽也是两个定义，但是把总义齿与可摘局部义齿的排牙定义分开的。GPT 的两个定义从第 1 版到第 9 版几乎没改动过，"英文定义（A）"是"在义齿上带有明确目的的牙的排列"，"英文定义（B）"是"在暂基托上对人工牙的排列"，既可用于总义齿又可用于可摘局部义齿。所谓"with definite objectives in mind"，实际就是排牙原则与患者的具体情况相结合产生的想法，而不是无目的的简单排列。

42. 平衡𬌗

Balanced articulation/ Balanced occlusion

英文定义：　Balanced articulation: The bilateral, simultaneous occlusal contact of the anterior and posterior teeth in excursive movements［GTP9-Pe14］。

中文定义：

（1）　平衡𬌗（balanced occlusion）是指在正中𬌗及下颌做前伸、侧方𬌗运动等非正中𬌗运动时，上下颌相关的牙都能同时接触［人卫7-P334］。

（2）　平衡𬌗（balanced occlusion）是指全口义齿的上下颌相对应的牙齿在正中𬌗咬合及下颌前伸和侧方接触滑动过程中能保持同时接触的咬合关系。天然牙列通常不存在平衡𬌗，前伸咬合时后牙不接触，侧方咬合时非工作侧不接触［北医2-P286］。

分　　析：　GPT9 的定义是较简明的，与中文定义（2）的区别就在于不提是总义齿还是天然牙列，不提颌位，而仅仅是："在移动运动中双侧、同时的前后牙的𬌗接触。"作为一种防止义齿翘动的排牙方式，是总义齿理论的内容之一，天然牙列如有平衡𬌗接触即是𬌗干扰，是需要去除的。中文定义中的"相关的牙""相对应的牙齿"是个模糊名称，不如"双侧、同时的前后牙"明确而概括，完善的、多点的、三点的平衡𬌗都可用此来定义，前伸、侧方运动也都包括了。正中𬌗需不需要平衡？在颌弓关系不协调时，因有扭力矩产生，也是需要的。

43. 初戴

Denture placement

英文定义：　Placement *vb.*: The process of directing a prosthesis to a desired location; the introduction of prosthesis into a patient's mouth; *syn.*, delivery, insertion, denture placement, prosthesis placement[GPT9-Pe69]。

中文定义： 主要包括两个方面内容，一是对义齿的检查和调磨，二是对患者使用义齿的指导[人卫7-P339]。

分　　析： 前已述及，初戴与试戴容易混淆，初戴，难道还有终戴？戴第一副牙时如可叫初戴，当戴第二副牙、第三副牙时还叫初戴？此名似乎应该改改。Placement 在此就是放置、安置之意，可用于冠桥、可用于可摘局部义齿，可用于任何修复体，denture placement 就是**戴总义齿**，或简称为**戴义齿**，但任何口腔修复体的戴入都可称为**戴牙**。

中文定义中"对患者使用义齿的指导"应属医嘱，即写为**戴全口义齿**和医嘱[人卫2-P298]。

修改定义： 戴义齿：把完成的总义齿在患者口内戴好的过程。

44. 选磨

Selective grinding

英文定义： Occlusal reshaping: Any change in the occlusion intended to alter the occlusal surfaces of the teeth or restorations to change their form; *syn.*, occlusal adjustment, selective grinding[GPT9-Pe63]。

中文定义：

（1）选磨(selective grinding)是为了调磨正中𬌗的早接触点，使正中𬌗达到广泛均匀的接触和稳定的尖窝关系，并调磨正中𬌗、侧方𬌗和前伸𬌗时的牙尖干扰，达到平衡𬌗接触[人卫7-P340]。

（2）选磨(selective grinding)：是根据咬合检查结果，调磨正中𬌗的早接触点，以及侧方𬌗和前伸𬌗时的牙尖干扰，使达到正中𬌗、侧方𬌗和前伸𬌗平衡接触关系[北医2-P292]。

分　　析： 选磨，曾用名有：**咬合改正**、**改正咬合**(人卫版《全口义齿学》，1956 年，第 88 ~ 第 89 页)，**调改咬合**、**调𬌗**(人卫版《口腔矫形学》，1980 年，第 391 ~ 第 392 页)。将英文的几个同义词都翻译了一遍。因调𬌗可用于真牙列、可摘局部义齿、各种固定修复体，选磨就成了专用于总义齿的调𬌗的名词。

但选磨的定义与 GPT 的定义区别较大。选磨，第一次完整下定义是 1992 年出版的《口腔修复学》第 2 版(第 299 页)中："是对完成的全口义齿的𬌗关系的改善工作，也就是通过有选择性磨除牙列间的早接触点，使义齿在保持适当高度的同时，取得尽可能好的正中𬌗和前伸以及侧方平衡𬌗。"以后的中文定义皆源于此。GPT 的定义则适用于所有修复体。

45.　重衬

Reline

英文定义： Reline *vt.*（1851）: The procedures used to resurface the intaglio of a removable dental prosthesis with new base material, thus producing an accurate adaptation to the denture foundation area[GPT9-Pe75].

中文定义：

（1）　重衬（relining）是在全口义齿的组织面上加上一层树脂,使其充满牙槽嵴及周围组织被吸收部分的间隙,使基托组织面与周围的组织紧密贴合,增加义齿的固位力。适用于全口义齿戴用一段时间后,由于组织的吸收,以致固位不好。义齿折断修理后如基托不密合也需要进行重衬,否则义齿修好后,仍容易折断[人卫7-P347]。

（2）　重衬是指在全口义齿基托的组织面上添加一层树脂衬层。

直接法重衬（direct relining）：是采用自凝树脂直接在患者口内进行全口义齿基托组织面重衬的方法。

间接法重衬（indirect relining）：是用义齿作为个别托盘,组织面加入终印模材后在口内取得闭口式印模,再将义齿及其上的印模材直接装盒、装胶,用热凝树脂替换义齿基托组织面上的印模材,达到重衬目的[北医2-P297、P298]。

分　　析： 第9版GPT莫名其妙地把用了第8版的“tissue side”一词用“intaglio”替代,与第8版的定义相比较,定义中其他的一个字母都没变。前已述及,第9版将磨光面改为“intaglio surface”,该词用于重衬这就不对了,衬的是组织面,不是磨光面。建议英文定义仍参照第8版GPT的定义: reline *vt.*（1851）: the procedures used to resurface the tissue side of a removable dental prosthesis with new base material, thus producing an accurate adaptation to the denture foundation area[GPT8-P68]。

主要参考资料

1.　四川医学院. 口腔矫形学. 北京: 人民卫生出版社, 1980

2.　朱希涛. 口腔修复学. 2 版. 北京: 人民卫生出版社, 1987

3.　徐君武. 口腔修复学. 3 版. 北京: 人民卫生出版社, 1994

4.　徐君武. 口腔修复学. 4 版. 北京: 人民卫生出版社, 2000

5.　马轩祥. 口腔修复学. 5 版. 北京: 人民卫生出版社, 2003

6.　赵铱民. 口腔修复学. 6 版. 北京: 人民卫生出版社, 2008

7.　赵铱民. 口腔修复学. 7 版. 北京: 人民卫生出版社, 2012

8.　皮昕. 口腔解剖生理学. 7 版. 北京: 人民卫生出版社, 2012

9.　易新竹. 𬌗学. 3 版. 北京: 人民卫生出版社, 2012

10.　冯海兰, 徐军. 口腔修复学. 2 版. 北京: 北京大学医学出版社, 2013

11.　谢秋菲. 牙体解剖与口腔生理学. 2 版. 北京: 北京大学医学出版社, 2013

12.　徐军等. 总义齿与可摘局部义齿的设计. 北京: 中国大百科全书出版社, 2005

13.　徐军等. 口腔固定修复的临床设计. 北京: 人民卫生出版社, 2006

14.　徐军等. 总义齿的𬌗接触——五种不同𬌗型的设计要点. 北京: 人民卫生出版社, 2008

15.　徐军等. 后牙冠桥的𬌗接触. 北京: 人民卫生出版社, 2010

16.　徐军. 总义齿学续. 北京: 人民卫生出版社, 2015

17.　The Academy of Denture Prosthetics. The Glossary of Prosthodontic Terms. St. Louis: C. V. MOSBY Company, 1956

18.　The Academy of Denture Prosthetics. The Glossary of Prosthodontic Terms. 2nd ed. St. Louis: C. V. MOSBY Company, 1964

19.　The Academy of Denture Prosthetics. The Glossary of Prosthodontic Terms. 3rd ed. St. Louis: C. V. MOSBY Company, 1968

20.　The Academy of Denture Prosthetics. The Glossary of Prosthodontic Terms. 4th ed. St. Louis: C. V. MOSBY Company, 1977

21.　The Academy of Denture Prosthetics. The Glossary of Prosthodontic Terms. 5th ed. St. Louis: C. V. MOSBY Company, 1987

22.　The Academy of Prosthodontics. The Glossary of Prosthodontic Terms. 6th ed. St. Louis: C. V. MOSBY Company, 1994

23. The Academy of Prosthodontics. The Glossary of Prosthodontic Terms. 7th ed. St. Louis: C. V. MOSBY Company, 1999

24. The Academy of Prosthodontics. The Glossary of Prosthodontic Terms. 8th ed. St. Louis: C. V. MOSBY Company, 2005

25. The Academy of Prosthodontics. The Glossary of Prosthodontic Terms. 9th ed. St. Louis: C. V. MOSBY Company, 2017

图书在版编目（CIP）数据

口腔修复学常用词汇:歧义名词与定义分析/徐军
编著. —北京:人民卫生出版社,2022.8
ISBN 978-7-117-33109-8

Ⅰ. ①口… Ⅱ. ①徐… Ⅲ. ①口腔科学－矫形外科学
－词汇 Ⅳ. ①R783-61

中国版本图书馆 CIP 数据核字（2022）第 081879 号

人卫智网　www.ipmph.com　医学教育、学术、考试、健康,
　　　　　　　　　　　　　　购书智慧智能综合服务平台
人卫官网　www.pmph.com　人卫官方资讯发布平台

口腔修复学常用词汇——歧义名词与定义分析
Kouqiang Xiufuxue Changyong Cihui:Qiyi Mingci yu Dingyi Fenxi

编　　著　徐　军
出版发行　人民卫生出版社（中继线 010-59780011）
地　　址　北京市朝阳区潘家园南里 19 号
邮　　编　100021
E - mail　pmph @ pmph.com
购书热线　010-59787592　010-59787584　010-65264830
印　　刷　北京顶佳世纪印刷有限公司
经　　销　新华书店
开　　本　787×1092　1/16　印张:12.5
字　　数　295 千字
版　　次　2022 年 8 月第 1 版
印　　次　2022 年 9 月第 1 次印刷
标准书号　ISBN 978-7-117-33109-8
定　　价　108.00 元

打击盗版举报电话: 010-59787491　E-mail: WQ @ pmph.com
质量问题联系电话: 010-59787234　E-mail: zhiliang @ pmph.com
数字融合服务电话: 4001118166　E-mail: zengzhi @ pmph.com

55检